株式會社ACT（日商亞淨透股份有限公司）

總公司設在北海道帶廣市

爲專業的農業設施製造商

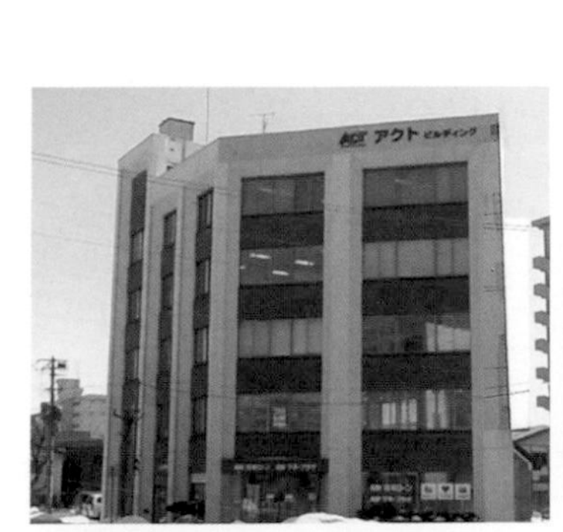

▲帶廣總公司

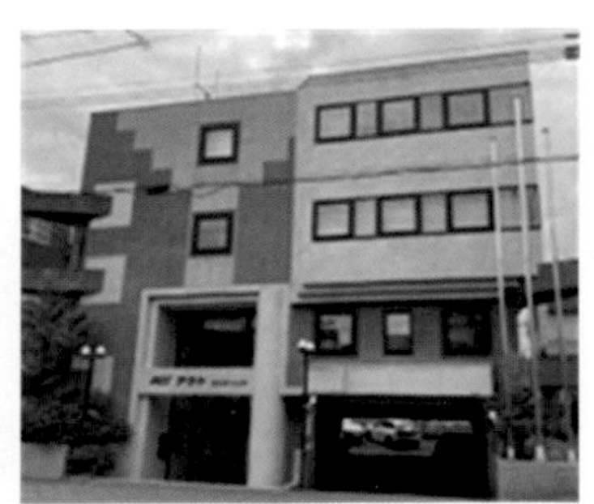
▲札幌分公司

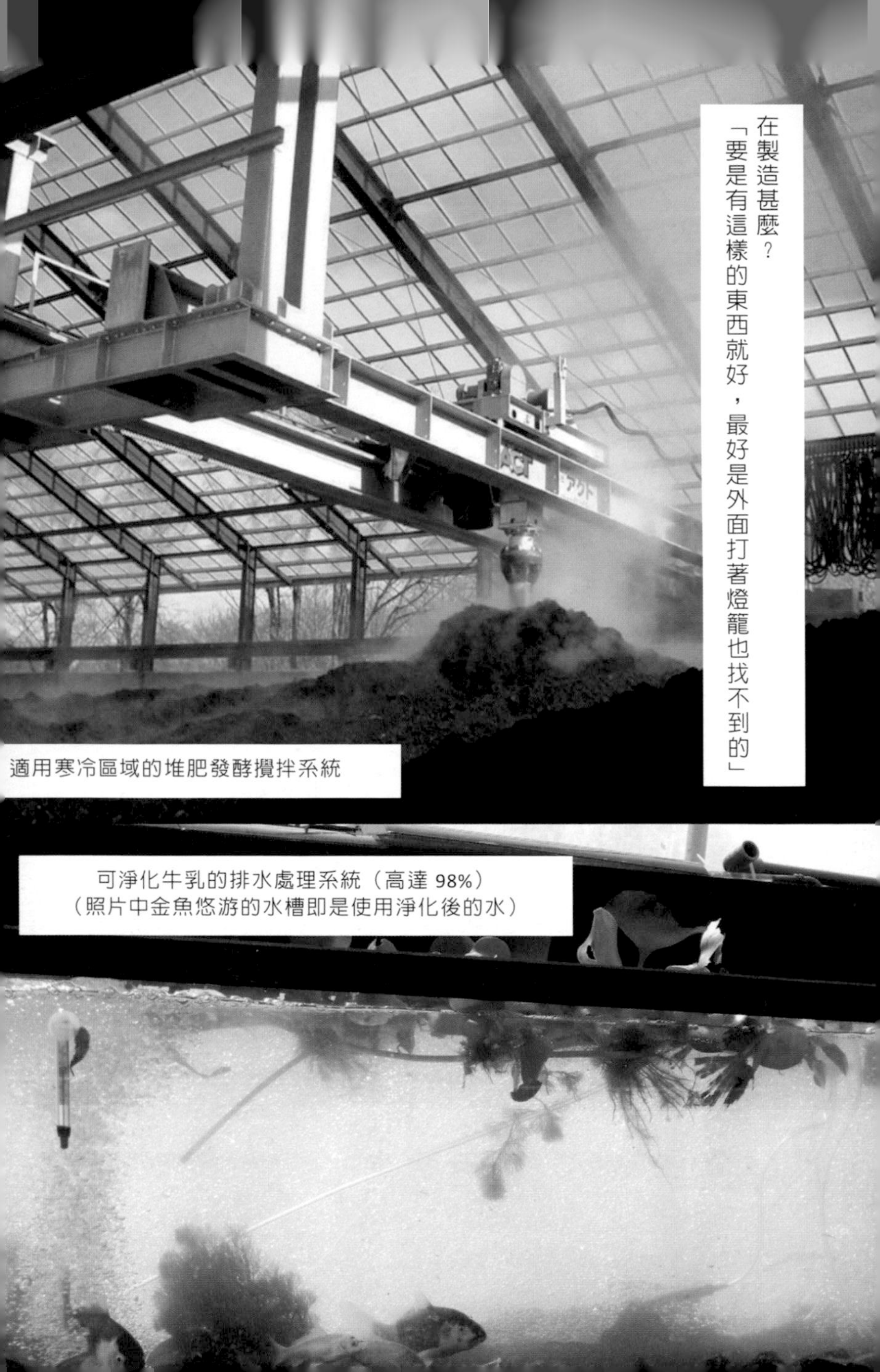

適用寒冷區域的堆肥發酵攪拌系統

可淨化牛乳的排水處理系統（高達 98%）
（照片中金魚悠游的水槽即是使用淨化後的水）

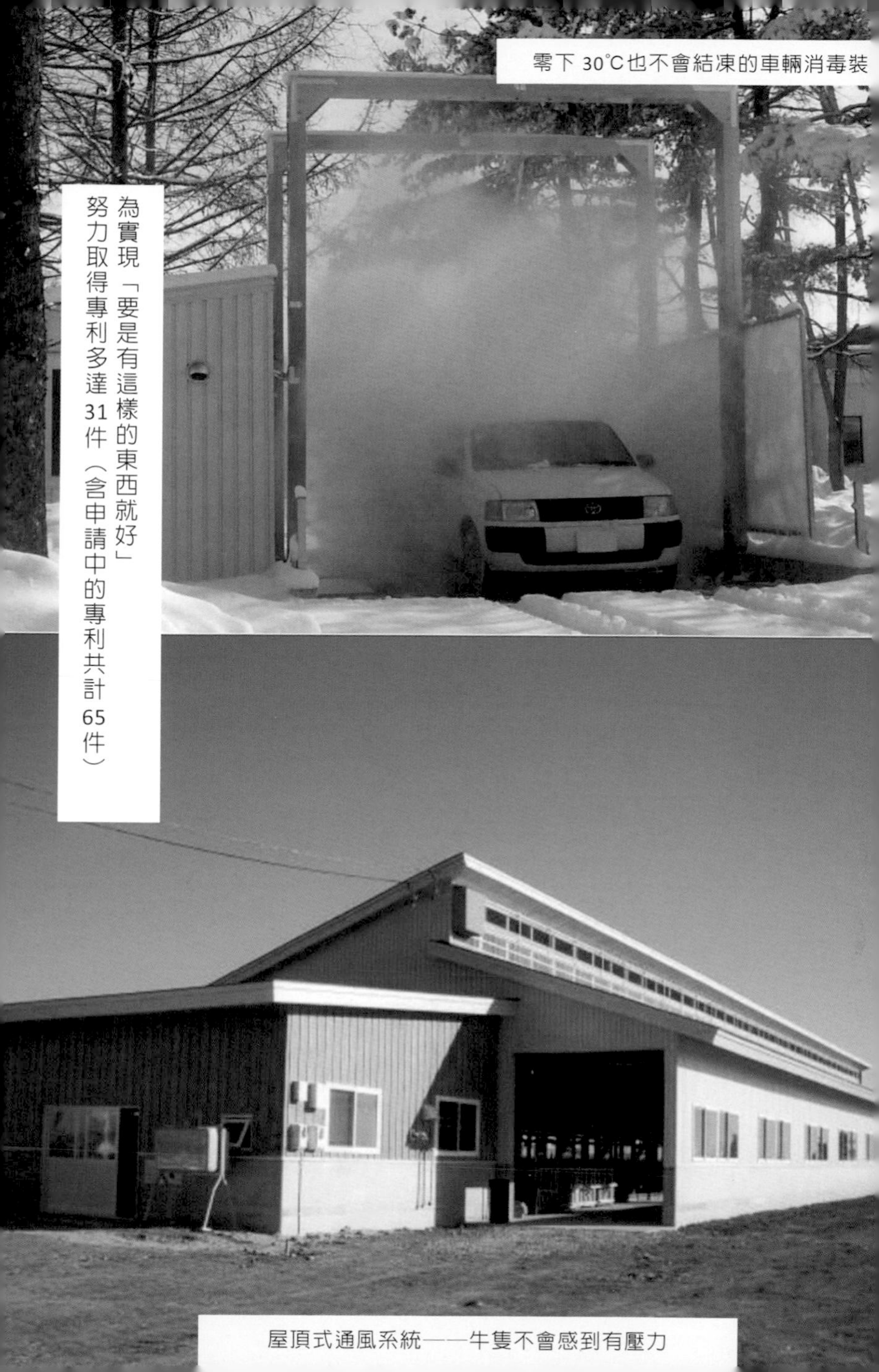

零下 30℃也不會結凍的車輛消毒裝

為實現「要是有這樣的東西就好」
努力取得專利多達31件（含申請中的專利共計65件）

屋頂式通風系統——牛隻不會感到有壓力

當中，不含氯化鈉的電解次氯酸水：
「CLEAN・REFRE」（亞淨透電解除菌水）
作爲洗淨液及除菌液，
守護畜牧業，遠離口蹄疫、禽流感、
豬瘟（豬霍亂）、沙門氏桿菌、
禽分枝桿菌亞種副結核菌、肺炎黴漿菌等危害。

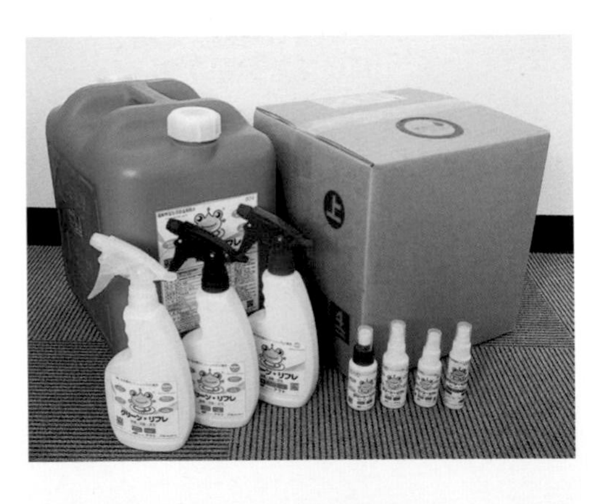

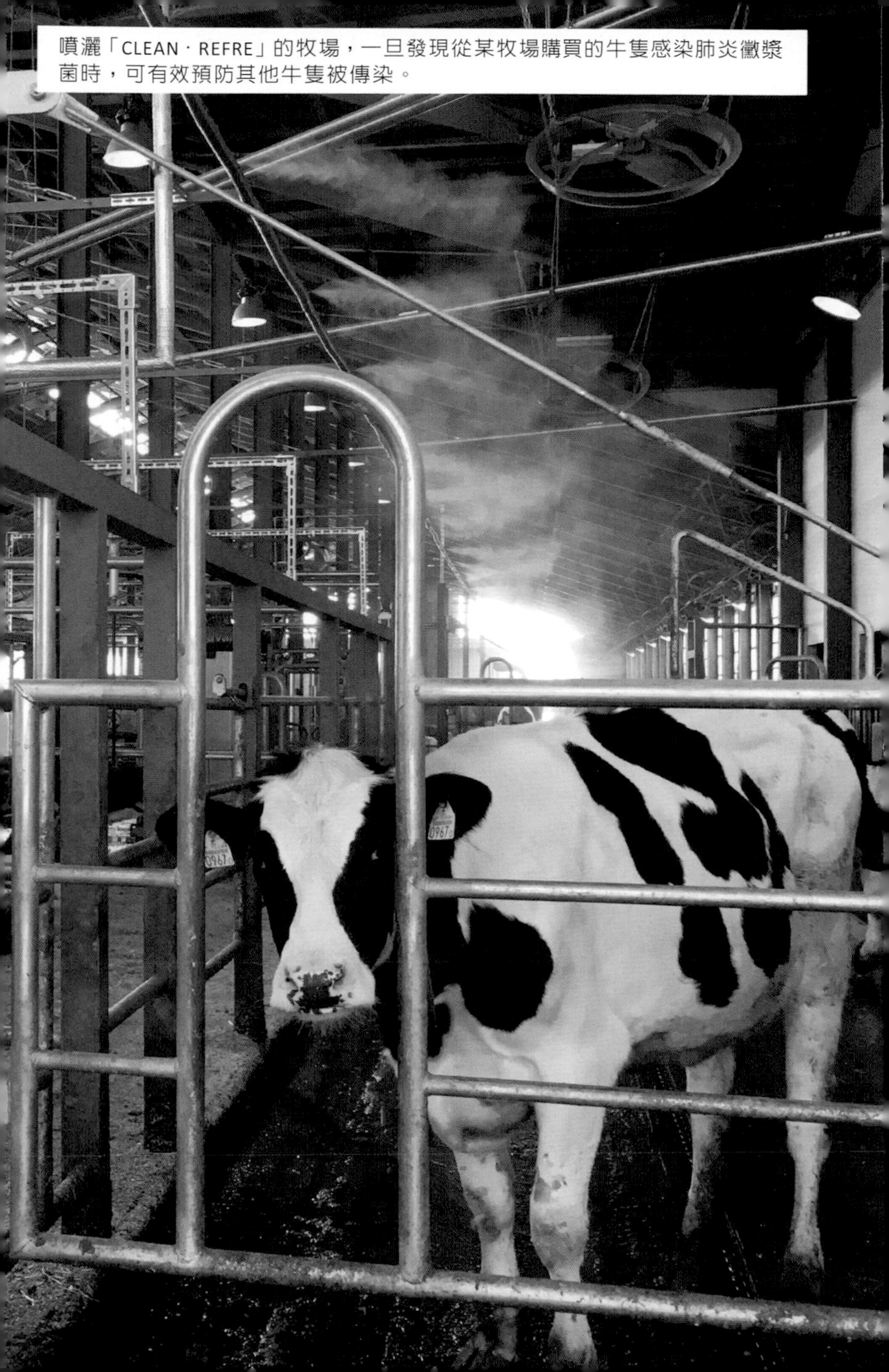

噴灑「CLEAN · REFRE」的牧場，一旦發現從某牧場購買的牛隻感染肺炎黴漿菌時，可有效預防其他牛隻被傳染。

同時，確認可對抗流感及諾羅病毒
用途廣泛，如一般居家使用、辦公室及醫療機構等。

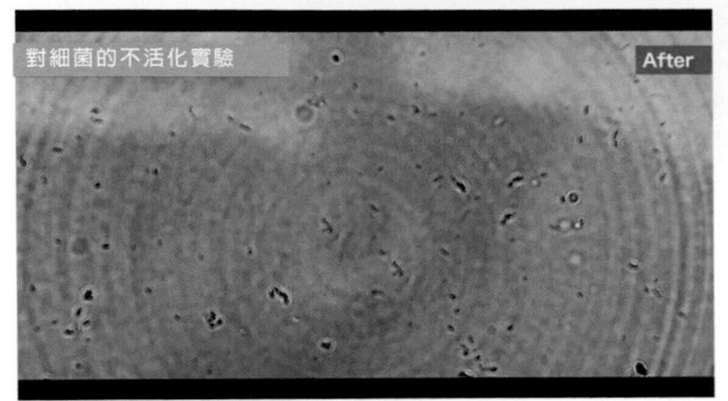

投入「CLEAN · REFRE」細菌瞬間停止活動，達到除菌目的。

〔上〕與細菌對抗時的情況（掃描左邊 QR Code 可看影片）。
〔下〕針對各種病毒皆具成效

CLEAN · REFRE 電解無鹽型次氯酸水的效果

分類	項目	效果
革蘭氏陽性菌	金黃葡萄球菌	◎
	MRSA 超級細菌	◎
	仙人掌桿菌	○
	結核桿菌	○
革蘭氏陰性菌	沙門氏菌	◎
	腸炎弧菌	◎
	腸道出血性大腸桿菌	◎
	曲狀桿菌	◎
	綠膿桿菌	◎
	其他革蘭氏陰性菌	◎
病毒	諾羅病毒	◎
	流感病毒	◎
	皰疹病毒	◎
真菌	念珠球菌	◎
	青黴菌	○
	黑黴菌	○

分類	項目	效果
經ACT測試完畢	紅色毛癬菌	○
	黑麴菌	○
	抗藥性菌類	◎
	A型流感病毒	◎
	肝病毒科	◎
	貓卡里西病毒	◎
	芽孢桿菌屬（枯草菌）	○
	B型牛鼻炎病毒（BRBV）	◎
	牛腺病毒7型（BAdBh7）	◎
	李斯特菌	◎

分類	項目	效果
經ACT測試完畢	豬瘟（CSF）（舊稱豬霍亂）	◎
	非洲豬瘟（ASF）（舊稱非洲豬霍亂）	◎
	禽分枝桿菌亞種副結核菌	◎
	黃桿菌屬	◎
	豬流行性下痢（PED）	◎
	口蹄疫病毒（微小核糖核酸病毒科）	◎
	N5N1 亞型高病原性禽流感	◎
	N9N2 低病原性禽流感	◎
	新冠肺炎病毒 （SARS-CoV2）	◎

※節錄自各篇論文　※由ACT委託測試機構所做測試其結果　◎10秒内效果　○：3~5分内效果　（◎）：測試中

再者，確認可對抗新冠肺炎病毒。

該論文業已刊載於國際性雜誌。

「CLEAN · REFRE」的不活性化活性評估

混合病毒液與「CLEAN · REFRE」為 1：9（10 倍稀釋），靜待 1 分鐘反應後測量病毒力價。（對照組使用無菌蒸餾水）

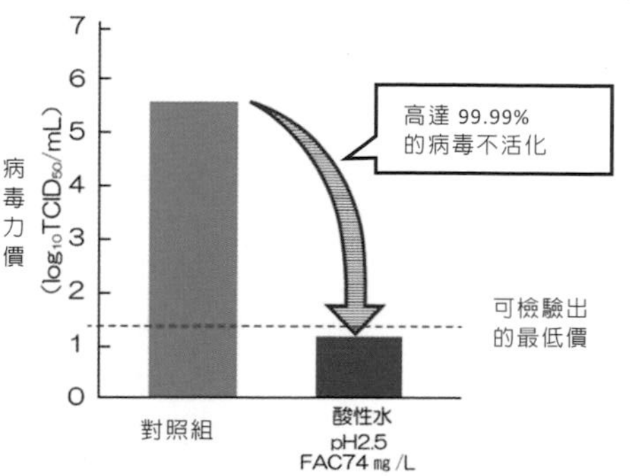

1 分鐘的反應時間下

可使新冠肺炎病毒高達 99.99%失去活性

殘存病毒量低於可檢測出的最低值

2020.5　帶廣畜產大學測試結果

2020.7　Biochemical and Biophysical Research Communications 刊載

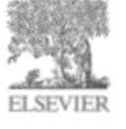

Biochemical and Biophysical Research Communications

Volume 530, Issue 1, 10 September 2020, Pages 1-3

Acidic electrolyzed water potently inactivates SARS-CoV-2 depending on the amount of free available chlorine contacting with the virus

Yohei Takeda [a], Hiroshi Uchiumi [b], Sachiko Matsuda [c], Haruko Ogawa [c]

[a] Research Center for Global Agromedicine, Obihiro University of Agriculture and Veterinary Medicine, 2-11 Inada, Obihiro, Hokkaido, 080-8555, Japan

[b] ACT Corporation, 16 Chome 2-2, Odori, Obihiro, Hokkaido, 00-0010, Japan

[c] Department of Veterinary Medicine, Obihiro University of Agriculture and Veterinary Medicine, 2-11 Inada, Obihiro, Hokkaido, 080-8555, Japan

Received 8 July 2020, Accepted 8 July 2020, Available online 14 July 2020.

Check for updates

▲與帶廣畜產大學合作進行研究，並於海外雜誌發表論文

這個次氯酸水最大特徵是——
不光是高效除菌，
且僅以水與食鹽為原料製作而成，
接觸人體無害，可除菌又安全，
因此，應用範圍甚廣。

別記第1号様式

十保試第 6-23-1 号

水質試験（検査）結果書

依頼者　株式会社アクト　様
種　別　一般試験

平成25年12月16日 提出の試料について、試験（検査）の結果は次のとおりです。

採水年月日	平成25年12月16日　天候　前日：雪　当日：…………		
水道名	帯広市		
水源の名称（種別）	給水栓水	気温	……℃
採水地点	帯広市西21条南4丁目21番地5	水温	……℃
採水者名	…………　（所属）…………		

項目	検査結果	水質基準値
1 一般細菌	0 /mL	集落数100/ml以下であること。
2 大腸菌	不検出	検出されないこと。
3 硝酸態窒素及び亜硝酸態窒素	0.33 mg/L	10mg/L以下であること。
4 塩化物イオン	34.9 mg/L	200mg/L以下であること。
5 有機物等（全有機炭素(TOC)の量）	0.5 mg/L	3mg/L以下であること。
6 pH値	6.9	5.8以上8.6以下であること。
7 味	異常なし	異常でないこと。
8 臭気	異常なし	異常でないこと。
9 色度	<1 度	5度以下であること。
10 濁度	<0.1 度	2度以下であること。
11	…………	
12	…………	
13	…………	
14	…………	
15	…………	
16	…………	
17	…………	
18 残留塩素	………… mg/L	
判定	上記検査項目（11から18項目を除く。）については水質基準に適合する。	
備考	水質基準は、水道法に基づく水質基準に関する省令に定められた水質基準を準用しています。	
検査期間	平成25年12月16日から平成25年12月17日	
検査責任者	試験検査課長　木村　[illegible]	

平成25年12月25日　　北海道帯広保健所長　相田　一郎

注：採水年月日、天候、水道名、水源の名称（種別）、採水地点、気温、水温及び採水者名は、水質試験（検査）依頼書に記載されたものを転記してます。

水質検査結果報告書

No. A1911648 - 001
2020年1月28日

株式会社 アクト　様

依頼者	株式会社 アクト　北海道帯広市大通南16丁目2番地2 アクトビルディング5F				
採水日時	2020年1月14日（11時00分）	受付年月日	2020年1月16日	種別	電解水
採水場所名（水道名等）	アクトビルディング　電解装置				
採水者	[illegible]　（所属）株式会社 アクト				
天候	前日　晴　当日　晴	採水時の温度	気温 -4.0℃　水温 7℃		

貴依頼の試料についての検査の結果を次のとおり報告します。

検査項目	単位	検査結果	水質基準	検査項目	単位	検査結果	水質基準
一般細菌	CFU/mL	1	100 以下	トリクロロ酢酸	mg/L	0.003	0.03 以下
大腸菌	—	不検出	検出されないこと	ブロモジクロロメタン	mg/L	0.001	0.03 以下
カドミウム及びその化合物	mg/L	0.0003 未満	0.003 以下	ブロモホルム	mg/L	0.001 未満	0.09 以下
水銀及びその化合物	mg/L	0.00005 未満	0.0005 以下	ホルムアルデヒド	mg/L	0.008 未満	0.08 以下
セレン及びその化合物	mg/L	0.001 未満	0.01 以下	亜鉛及びその化合物	mg/L	0.011	1.0 以下
鉛及びその化合物	mg/L	0.001 未満	0.01 以下	アルミニウム及びその化合物	mg/L	0.008 未満	0.2 以下
ヒ素及びその化合物	mg/L	0.001 未満	0.01 以下	鉄及びその化合物	mg/L	0.005 未満	0.3 以下
六価クロム化合物	mg/L	0.002 未満	0.05 以下	銅及びその化合物	mg/L	0.005 未満	1.0 以下
亜硝酸態窒素	mg/L	0.004 未満	0.04 以下	ナトリウム及びその化合物	mg/L	40	200 以下
シアン化物イオン及び塩化シアン	mg/L	0.001 未満	0.01 以下	マンガン及びその化合物	mg/L	0.005 未満	0.05 以下
硝酸態窒素及び亜硝酸態窒素	mg/L	2.2	10 以下	塩化物イオン	mg/L	83	200 以下
フッ素及びその化合物	mg/L	0.05 未満	0.8 以下	カルシウム、マグネシウム等（硬度）	mg/L	8	300 以下
ホウ素及びその化合物	mg/L	0.1 未満	1.0 以下	蒸発残留物	mg/L	170	500 以下
四塩化炭素	mg/L	0.0002 未満	0.002 以下	陰イオン界面活性剤	mg/L	0.02 未満	0.2 以下
1,4-ジオキサン	mg/L	0.005 未満	0.05 以下	ジェオスミン	mg/L	0.000001未満	0.00001以下
※1,2-ジクロロエチレン	mg/L	0.001 未満	0.04 以下	2-メチルイソボルネオール	mg/L	0.000001未満	0.00001以下
ジクロロメタン	mg/L	0.001 未満	0.02 以下	非イオン界面活性剤	mg/L	0.002 未満	0.02 以下
テトラクロロエチレン	mg/L	0.001 未満	0.01 以下	フェノール類	mg/L	0.0005 未満	0.005 以下
トリクロロエチレン	mg/L	0.001 未満	0.01 以下	有機物（全有機炭素(TOC)の量）	mg/L	0.3 未満	3 以下
ベンゼン	mg/L	0.001 未満	0.01 以下	pH値	—	6.2	5.8以上8.6以下
塩素酸	mg/L	0.05 未満	0.6 以下	味	—	異常なし	異常でないこと
クロロ酢酸	mg/L	0.002 未満	0.02 以下	臭気	—	異常なし	異常でないこと
クロロホルム	mg/L	0.006	0.06 以下	色度	度	0.5 未満	5 以下
ジクロロ酢酸	mg/L	0.003	0.03 以下	濁度	度	0.1 未満	2 以下
ジブロモクロロメタン	mg/L	0.001 未満	0.1 以下			—以下余白—	
臭素酸	mg/L	0.001 未満	0.01 以下				
総トリハロメタン	mg/L	0.006	0.1 以下				

判定	上記検査項目については、水道法の水質基準に適合しています。		
備考	検査結果欄に未満と表示されている数値は定量下限値を示します。		
検査期日	2020年1月16日 ～ 2020年1月27日		
検査機関	[illegible]	検査責任者	[illegible]
検査の方法	平成15年厚生労働省告示第261号		

「※1,2-ジクロロエチレン」は「シス-1,2-ジクロロエチレン及びトランス-1,2-ジクロロエチレン」の略称です。

▲經保健所及公家機關檢驗水質核可安全性

各產業皆引進
「CLEAN · REFRE」

●農業
●畜牧業
●教育機構（幼兒園/托兒所/學校/補習班/音樂教室）
●醫療機構（醫院/牙醫診所/整骨院）
●照護機構
●食品業及食品加工業
●製造業
●飲食業
●服務業（住宿設施/美容院/美容及運動設施/健身房/遊樂場）
●賽馬場
●公家機構
●大眾交通運輸工具等

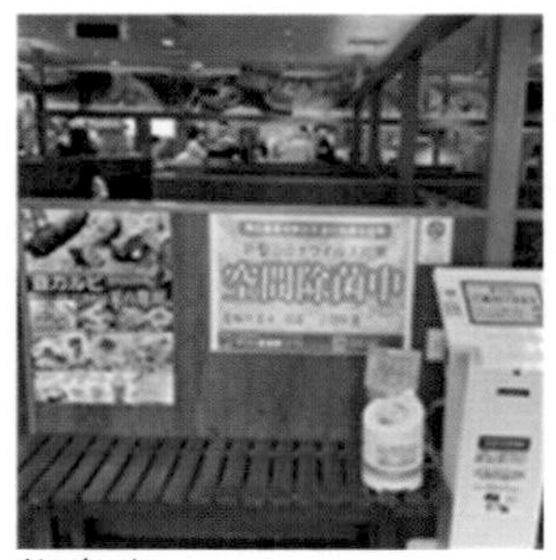
飲食店

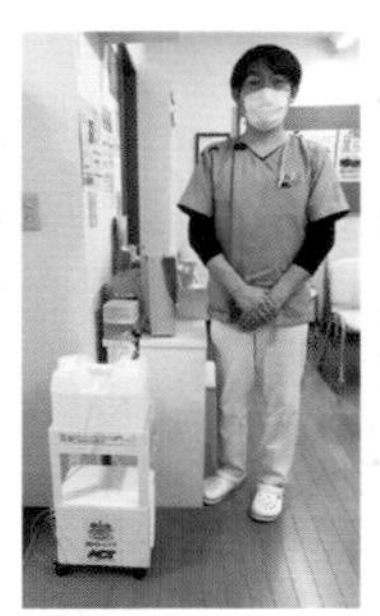
整骨院

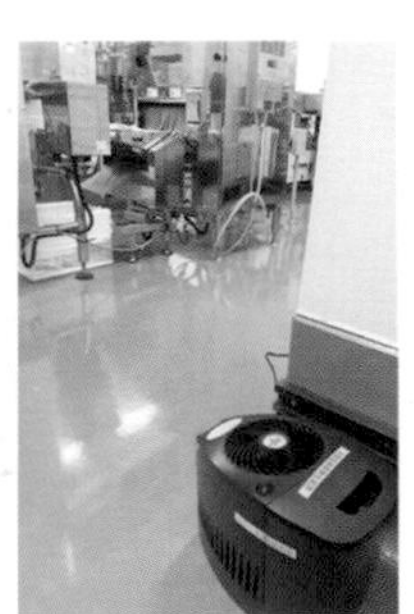
食品工廠

傾聽客戶的聲音

★醫療機構（內科）——電解水「CLEAN．REFRE」經科學檢驗，可對抗病毒，極具安全性。光是靠空氣濾清機，不足以對抗醫院內的病毒，所以我們引進了「CLEAN．REFRE」。

★音樂教室——室內除菌用（21間教室），目前尚未有任何相關人員傳出新冠肺炎確診。

★肉品製造大廠／食用肉品批發業——使用車輛消毒裝置。避免肉品染疫深具成效。

★知名鐵路公司——爲守護客戶安全，在候車室、站長室及員工休息室進行空間除菌。

★醫療機構（牙科）——用酒精消毒會損傷醫療器材，我們一直在尋找代替品。對塑膠產品攻擊性低是優點。

★中學——市內其他學校因流感停課，我們學校仍可繼續上課。

★飯店——我們在找可有效對付諾羅病毒、新冠肺炎的消毒藥劑，放置在大廳入口、櫃檯、會議室等，以確保安全讓客戶放心。

★包裝材廠商——使用這個商品好處多多，如：感冒請假人數變少、可消除鞋臭、有人得流感也不怕傳染給其他員工……目前尚未有人傳出新冠肺炎確診。

★顧問公司——比起酒精消毒液更能安心使用，因爲我們有噴灑整個空間，即便有已錄取的新進員工確診也不用擔心，不會擴大傳染給其他人。

除菌與安全（殺死致病原的強大能力與人體安全性）

常言道：「追二兔者不得其一，喻兩頭落空」

此矛盾該如何兩全？

一般人不會想到這個，而我力求突破常規卻被人笑話……

沒關係！時間經得起考驗，無可動搖的信念就此誕生——

「農業爲攸關性命的重要工作」

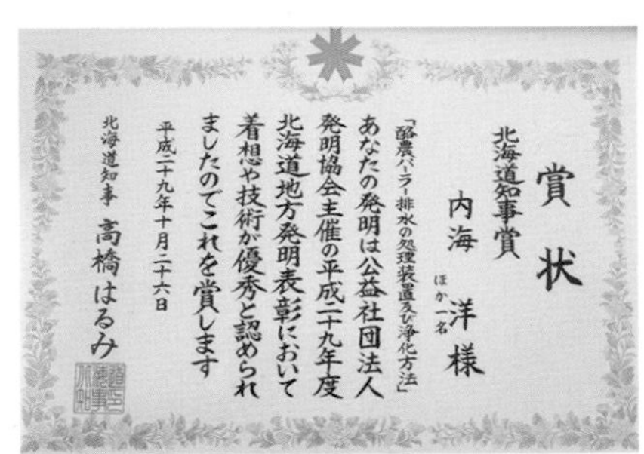

賞状

北海道知事賞

内海 洋 様

ほか一名

「酪農パーラー排水の処理装置及び浄化方法」

あなたの発明は公益社団法人
発明協会主催の平成二十九年度
北海道地方発明表彰において
着想や技術が優秀と認められ
ましたのでこれを賞します

平成二十九年十月二十六日

北海道知事 高橋はるみ

平成 29 年度（2017 年）北海道地方發明表彰上獲頒北海道知事獎

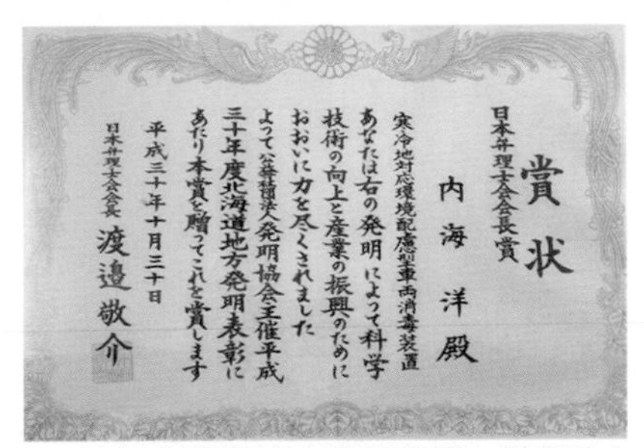

賞状

日本弁理士会会長賞

内海 洋 殿

寒冷地対応環境配慮型車両消毒装置

あなたは右の発明によって科学
技術の向上と産業の振興のために
おおいに力を尽くされました
よって公益社団法人発明協会主催平成
三十年度北海道地方発明表彰に
あたり本賞を贈ってこれを賞します

平成三十年十月三十日

日本弁理士会会長 渡邊敬介

平成 30 年度（2018 年）北海道地方發明表彰上獲頒日本弁理士會會長獎

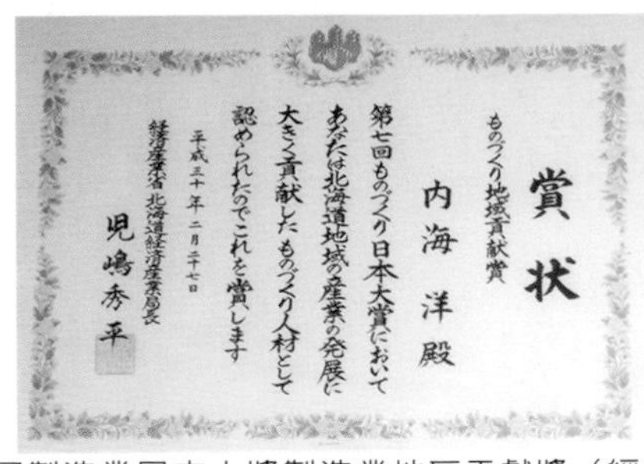

賞状

ものづくり地域貢献賞

内海 洋 殿

第七回ものづくり日本大賞において
あなたは北海道地域の産業の発展に
大きく貢献したものづくり人材として
認められたのでこれを賞します

平成三十年二月二十七日

経済産業省 北海道経済産業局長

児嶋秀平

獲頒第 7 屆製造業日本大獎製造業地區貢獻獎（經濟產業省）

獲獎無數！

無可動搖的信念。
我們深知追求的是：
魚與熊掌兼得
目標爲兩全其美！

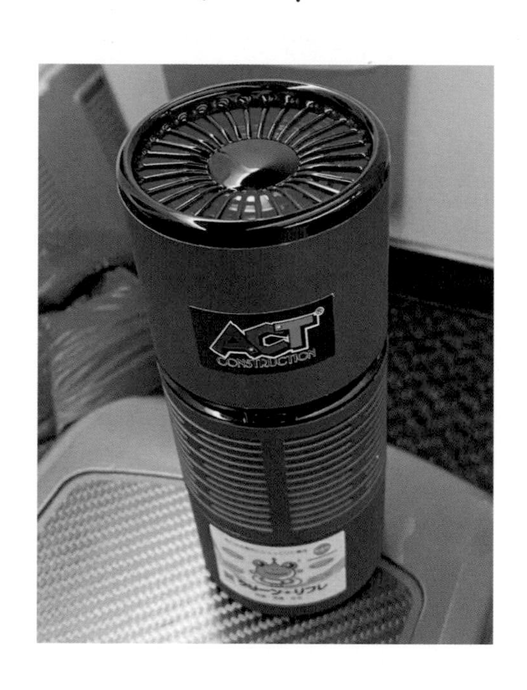

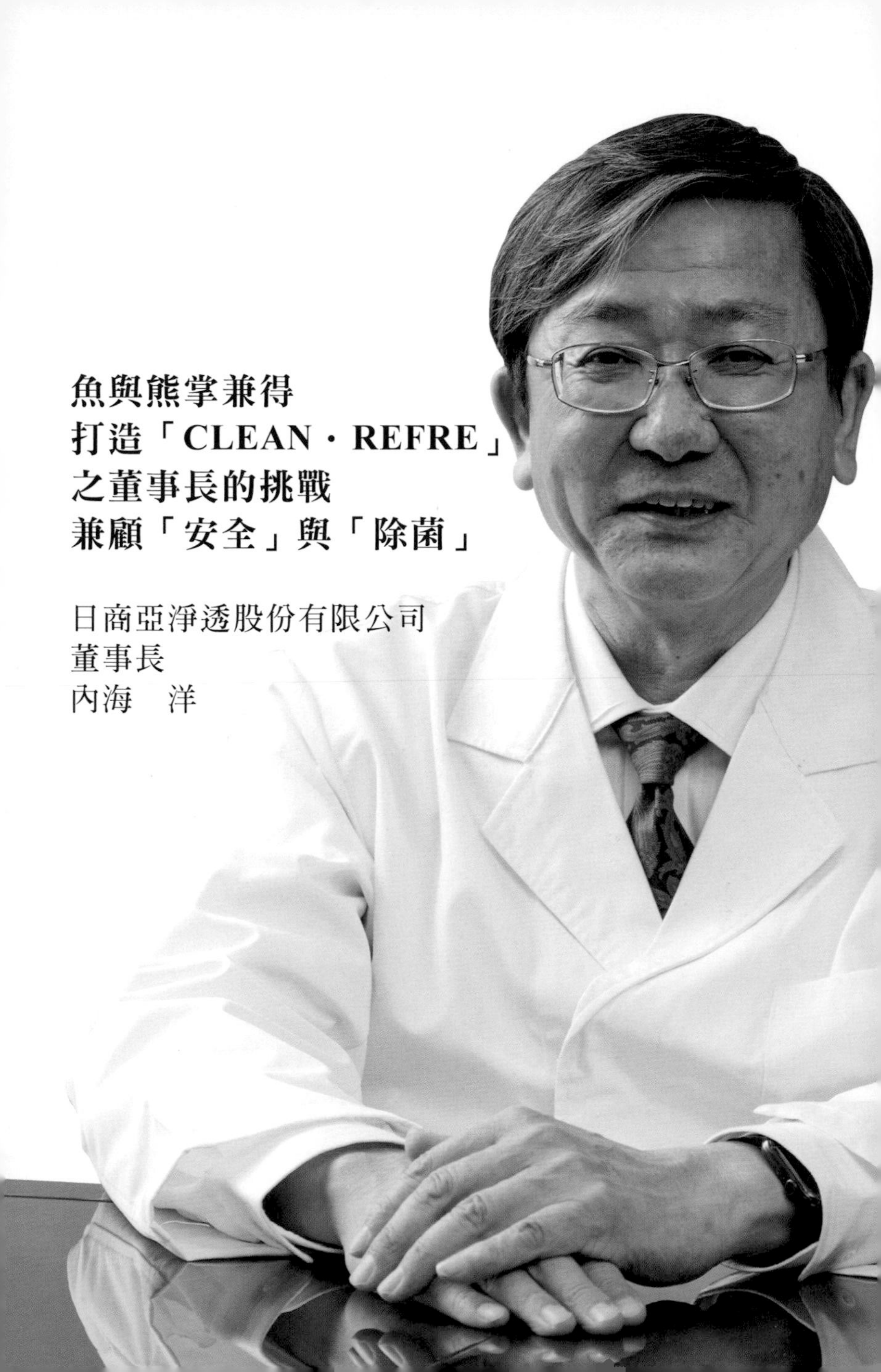

魚與熊掌兼得
打造「CLEAN・REFRE」
之董事長的挑戰
兼顧「安全」與「除菌」

日商亞淨透股份有限公司
董事長
內海　洋

前言

爲何全國各地踴躍洽詢員工人數只有九人的小公司？

我所代表的「日商亞淨透股份有限公司」（北海道帶廣市）揭示以下目標：**「提供所有技術力挺食安」**、「專業的農業設施製造商」

敝公司的客戶主要是農民，以牛舍爲主，承包車輛消毒裝置、空間噴霧裝置、排水處理設施、堆肥攪拌裝置的設計、施工等業務。

話說二〇二〇年發生「重大要事」，以此爲契機，除農民外的消費者（全國各地的公共設施、醫院、藥局、照護設施、食品工廠等）紛紛湧入前來洽詢。

此「重大要事」即爲「**新冠肺炎病毒擴大感染**」。

自二〇一九年12月於中國武漢首發案例以來，新冠肺炎以迅雷不及掩耳的姿態橫掃全球。

二〇二〇年3月11日世界衛生組織（WHO）正式宣布新冠肺炎擴大流行蔓延全球，迄今仍爲公眾衛生重大議題。

新冠肺炎擴大感染初期，員工人數只有9人的小公司，電話直響個不停，究竟發生何事？

農業設施消毒專用，獨家研發次氯酸水「CLEAN・REFRE」。

經實驗證明「可有效對抗新冠病毒」，作爲酒精替代品備受矚目。

所謂的「不活化」係指透過藥劑等對抗微生物等致病原，亦即使其喪失感染力。

◎「CLEAN・REFRE」

以水與食鹽爲原料，電解生成的「**不含氯化鈉電解次氯酸水**」。

多篇學術論文皆有報告指出，次氯酸水可有效對抗多數細菌及病毒。

在正常使用情況下，電解生成的次氯酸水不會損害人體健康，經厚生勞働省指定爲「食品添加物（殺菌劑）」，作爲除菌水不歸類在飲料，但「**入嘴後與漱口水同等無害**」——「CLEAN·REFRE」的商品概念（後詳述「CLEAN·REFRE」）。

ACT於二〇一二年研發出「CLEAN·REFRE」。

當時，我們做了各項測試，經實驗證明，**可對抗各式各樣的菌類及病毒，如金黃色葡萄球菌、諾羅病毒、流感病毒、沙門氏桿菌、腸炎弧菌等**。

於是我們心想說不準「CLEAN·REFRE」對新冠病毒也會有效……，便開始跟帶廣畜產大學合作，針對新冠肺炎病毒的不活化率進行相關研究，並得出以下結論：「『CLEAN·REFRE』可在短時間內對抗新冠肺炎病毒使其不活化」。

其有效性業已被認證——經濟產業省管轄的「產品評估技術基盤機構」（NITE）。

可在短時間內對抗新冠肺炎病毒
「CLEAN・REFRE」

「CLEAN · REFRE」的不活性化活性評估

混合病毒液與「CLEAN · REFRE」為 1：9（10 倍稀釋），靜待 1 分鐘反應後測量病毒力價。（對照組使用無菌蒸餾水）

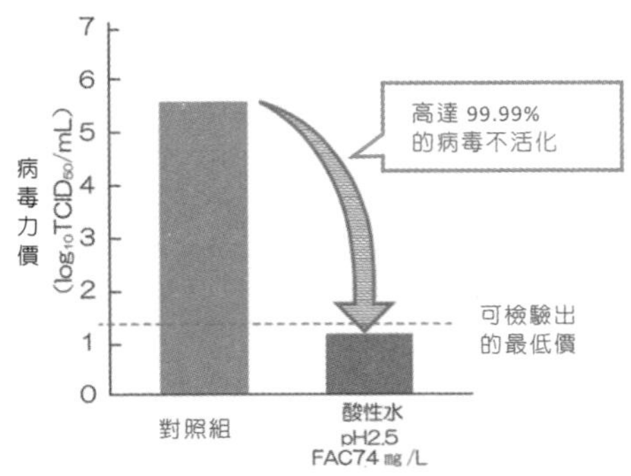

1 分鐘的反應時間下

可使新冠肺炎病毒高達 99.99%失去活性

殘存病毒量低於可檢測出的最低值

2020.5　帶廣畜產大學測試結果

2020.7　Biochemical and Biophysical Research Communications 刊載

※ACT 與帶廣畜產大學合作進行實驗，以上摘錄自其研究報告。

收錄本研究成果的論文則發表在國際性學術專業雜誌：

「對人體無害的酸性電解水具強效可對抗新冠病毒（SARS-CoV2）」

繼「CLEAN・REFRE」之後，車輛消毒裝置也跟著商品化。

農業設施製造商 ACT，以「預防家畜傳染病」爲目的，提供車輛消毒裝置。

然而，我們深感透過裝置使用消毒藥劑會對環境造成負擔，於是獨家研發友善環境對人體無害可殺死各種致病原的消毒液。

周遭不乏疑問如下：

「行不通吧！」

「在做啥蠢事！」

「安全性與有效性乃爲相對，無法同時兼顧！」

「別耍笨了！」

儘管如此，我們仍貫徹信念執行調查，致力研發兼顧「友善環境，對人體及家畜皆無害」、「可有效對抗病毒」的「次氯酸水」。

話雖如此，誠然非屬易事。

在ACT的研究室進行實驗時，因鹽分的關係導致設備生鏽，無法用在車輛消毒裝置，也因此再三碰壁苦惱不已，直到最後才研發出「CLEAN・REFRE」。

農業即爲性命

掌握需求及對社會貢獻，自一九九七年創業以來，ACT始終本此信念精益求精。

除了「CLEAN・REFRE」，更獨家研發出各項技術以回饋社會。

舉例來說，ACT的淨化槽跳脫業界既定思維，獨家研發出「牛乳的淨化」。ACT的車輛消毒裝置可在零下30℃正常運作，有效發揮作用進行消毒作業。

挹注資金獨家研發，解決費時且費力的問題。

對於資金、人力皆不足的中小企業而言，獨家研發誠然非屬易事，必須承擔倒閉風險。

儘管如此，ACT 仍持續投入研發。

「對農業有所貢獻即是在守護人們的性命」

「解決農業課題即是在守護人們的性命」

「投資是爲放眼未來」

「相信日後自會財源滾滾」

捫心自問「何謂農業」？

不外乎「食」，而這個「食」恰則攸關性命。

「農業爲守護人們性命的高貴職業。」

持續投入「有助於這個社會」的事業必然會開啓門扉

設於北海道帶廣市的小規模公司，獲多項專利（包含申請中的專利共計65件）許可，國際社會亦給予好評。

「有這樣的商品必然能助人」
「有這樣的東西眞好」
「有這樣的技術農民自是欣喜不已」
「能讓農民感到欣喜，必能守護全日本乃至全球的食安」

本此信念投入研發，獨樹一幟不爲業界常規及商業慣習所束縛。
總是抱持著：
「不停追求新標準、挖掘新價值」
「配合客戶需求日益求精」
「無懼時代潮流日新月異」

「不能〇〇〇」這類常規於我而言，實是有違常規，沒有不能完成的事情。
・業界常規＝無法淨化牛乳＝我將打破此常規
・業界的有違常規＝可以淨化牛乳＝我的常規
・業界常規＝無法製作友善環境與人體的除菌水＝我將打破此常規

・業界的有違常規＝可以製造友善環境與人體的除菌水＝我的常規

我絕對不會這樣認爲，

「教科書寫的都是對的」

「專家所言都是對的」

「業界常規都是對的」

並經常在腦海中思考，嘗試突破所謂的「常規」盲點。

且得到以下結論：「試著突破常規問題便迎刃而解」，遺憾的是仍無法做到讓眾人皆能理解。

舉例來說，我在眾人不看好下，開始投入研發車輛消毒裝置，一年後獲頒「平成27年度（二〇一五年）公益社團法人農林水產・食品產業技術振興協會會長獎」。

「就常規而言自然是辦不到」

「辦不到是理所當然的」

儘管大家都這麼說，但我仍想挑戰。

對抱持既有價值觀的人而言，我應是「不具好感的存在」、「令人不爽的存在」、「破壞和諧的存在」等等。

不乏大學研究人員都輕蔑地道：「不是專門在搞研究的人能有何作爲」、「連個大學文憑都沒有是能研發出什麼」、「不跟博士以外的人多說廢話」。同行亦露骨地表示並給予忠告：「不要特立獨行！」。還有黑道暴怒衝來公司，甚至還有某仇視 ACT 的團體放話說要縱火。

儘管如此我仍未怯步。

我的個性本是「風裡來火裡去」（笑），不隨波逐流屈服於任何施壓，堅持投入研發。

我不是宗教人士，但我覺得背後有股隱形力量，不時在助推像我這樣抱持著「爲這個世界盡點心力」想法的人。

但凡爲資金調度所愁，苦無靈感之際，姑且不論是偶然還是必然，煩惱自會煙消雲散，突如其來撥雲見日。

認眞努力神明自然會出手相助，爲你開啓機運之門。

非是爲了自己的利益，而是竭盡心力

「爲這世界」

「爲社會」

「爲客戶」

如此一來，

「必然會找到光明」

「必然會遇貴人出手相助」

我如是深信著。

疫情嚴峻中小企業大受波及，若能秉持信念「回饋大眾」，盡心付出貫徹到底，必然會有所收穫。本書若能成爲一盞明燈，爲經營中小企業的諸位指點迷津，筆者實是不勝欣喜。

日商亞淨透股份有限公司董事長　內海　洋

目錄

第三章　開發「CLEAN・REFRE」旨在使用「可飲用的水」來消毒

第四章　為何次氯酸水能兼顧安全性與有效性？

第一章　設立「ACT」旨在守護食安與人命

著眼「今後為技術的時代」、進入工業高中機械科升學

要說動機嘛，我的原動力其實來自「自卑感」與「反骨精神」。

學生時代有感於「想這樣做但是做不到」、「事情無法如願」而悔不當初感到自卑與膽怯。

「既然如此，不妨截長補短」、「既然如此，索性專挑別人不做的事來做」最終是靠這些負面意念轉化爲成長意願。

我出生於一九五八年7月18日，故鄉是北海道壽都町字樽岸町。

父親在中學擔任教職人員，母親則在小學擔任教職人員，生在這樣一個教育世家，客廳擺滿兒童文學全集及百科全書等，沉浸在書香世界，我的世界因而變得廣闊。

自我知曉人事以來，便對汽車、飛機等「機械」、「工學」、「技術」產生興趣，兒時喜愛自己親手創作，幾近廢寢忘食組裝戰車、汽車等塑膠模型。進入中學後，湧現「嘗試自己繪圖」的念頭，於是便存了零用錢，報名位在東京的專門學校「中央工學院」，參加通訊教育課程學習繪圖。

其後，想更進一步學習專業「機械」、「工學」、「技術」，中學畢業後進入工業高中（小樽工業高中）升學，而父母希望我去念普通高中，只好搬出理由說服他們：「此後將是技術的時代」。

最後不顧父母反對，選了機械科。

高中三年廣泛學習機械工學、電氣、電子、流體力學、構造力學的知識。

在學期間參加排球社，小樽工業高中在當時可謂是數一數二的強校，僅次於全國第一的東海大第四高中。我的強項是發球，因我學過「力學」。在當時，有別於其他隊友懵懂未知，我已然明瞭關鍵在於「打球的瞬間要在手的哪裡加諸多少力道，使其不旋轉」等，經過一番練習，果然不出所料，我發球發得很漂亮，其他隊友都遠不及我。我的發球可以筆直下墜，不會中途旋轉，也就是所謂的不旋轉發球（飄球），帶有複雜的變化，會在下墜過程中展生不規則的左右擺動，可殺得接球的人難以招架。在跟東海大第四高中的練習賽中，更是被受封為「王牌般的發球」。

礙於經濟因素，放棄念大學進高專升學

高一時，母親得胃癌身亡（享年42歲），於是我有了「連帶媽媽的份一併努力」的念頭，重拾書本奮發向上，卯起來拚功課也拚運動。高三時，蒙獲幸運之神眷顧，透過甄試管道，有機會去東京工業大學學習。

我馬上找父親商量，但父親回我：「我沒辦法讓你上東京的大學」，雪上加霜的是當時公務員家庭不能領獎學金，光是支付學費已很吃力，不得已只好放棄念大學。

想上大學但是沒有錢，我只好放棄升學開始找工作。一直以來，我都深信升大學是唯一出路，萬萬沒料到人生竟會迎來這樣突然的急轉彎。

找工作這部分，雖說汽車大廠的研究室主動來找我，可經過一番天人交戰後，我還是決定婉拒美意，因我深知「研究室裡臥虎藏龍，淨是一些名校的博士，譬如東大、京大、阪大等」，「而我只有高中學歷，遠不及那些高材生來得優秀」，不自覺便有了自卑感。

班導知道我放棄升大學，推薦我去念釧路工業高等專門學校（釧路高專）。「高專」是高等專門學校的簡稱，走實作路線，以培育技術人員爲主。在十勝及釧根地區，只有「釧路高專」一間工科學校，一般是國中畢業後直接進入高專，接受五年一貫教育（本科），而我是念完高中才升高專，所以要插班轉入本科四年級就讀。

我之所以決定要上釧路高專，除了「教學品質優」、「研究設施跟大學同等級」外，主要就是貪它「學費便宜」，當年學費半年僅日幣 9,600 圓（一年則是日幣 19,200 圓），日幣 19,200 圓的話，不用靠父母也能自己應付過去。

趁著寒假、春假去滑雪場打工，當滑雪指導員，包辦住宿且用具皆由廠商提供（在 NISEKO 滑雪場的專業滑雪學校），暑假則是去北海製罐，平常夏天在工地打工，即使每天學校都有著一至二科的考試，但考完試就稍微瞇一下補個眠，結束工地大夜班，到學校考試再補眠，然後接著再去工作。

老師介紹我去當家教，學費跟生活費總算是有著落了。

高專本科畢業後可插班進大三，我是收到推薦可插班進長岡技術科學大學（位於新潟縣長岡市的國立大學），但最後還是沒去成，大學學費比高專貴太多，再加上宿舍費，光靠我自己實在無法應付。

礙於經濟因素沒能上大學，大受挫折的我，自卑感不禁油然而生，其後轉化爲反骨精神，心想即使念完大學，也不能證明什麼，不代表自己一定是有用的。

農業不是骯髒汙臭、吃力不討好的活，而是攸關性命的高貴職業

高專畢業後我進入一間小規模的公司，主要是在做農業機械，是一家名叫「YANMAR」，位在札幌的分公司。

坦白說，選擇進入「札幌 YANMAR」不是因爲對農業感興趣，而是想說員工人數少的公司，更可以發揮自己的本事。

剛進公司那段時間，我連一些簡單的機械術語都不知道，也完完全全處在「狀況外」，但結束新進員工研修，隨即便前往董事長室接受面談。

敲了董事長室的門，我以新進員工的身分，跟當時的宇都宮正治董事長談判。

「我以爲董事長的經營方針是錯的」

董事長默默聆聽我的話，非但沒有指責我過於意氣風發，反倒耐心且仔細地說明：「內海，你說得是對的，儘管如此，眼下眞是辦不到，因爲……」

我打算離開董事長室，卻被邀請共進午餐：「內海，你也一起來吧」，在吃午餐時，董事長將經營幹部介紹給我認識。

從此，我被分發到總公司的推動部酪農課。

酪農課這個部門主要是負責安裝指導，像是榨乳設施（擠牛奶設施）及穀倉清潔器（從牛舍運出堆肥的機械）、筒倉（儲藏穀物的設施）、漿池（收集管理牛舍排泄物的設施）等。

我早出晚歸加倍努力，進公司頭一年就獲頒「新人獎」，隔年則是拿下「優秀員工獎」。即使不時在背後被人笑話「老是說些有的沒的眞是個怪人」、「不聽別人意見特立獨行的員工」（笑），但我有做出成績，所以獲得公正的評價。

曾嚮往的升大學、進汽車廠研究室皆成泡影，無法如願以償四處碰壁之下，沒料最後卻一頭栽進了「農業」。

不管怎樣，工作就是要全力以赴。

「無論是怎樣的經驗都好，都不會徒勞無功，於己而言，所有的經驗都是必要的。」

我總算察覺到了，「重要的是在別人給的舞台上竭盡全力演出。」

我在酪農課這段時間體認到了「農業不是骯髒汙臭、吃力不討好的活，而是**攸關性命的高貴職業**。」

進公司第二年，推動部的成員來找我辦讀書會。

「農民的能源要能自給自足」、「農民要能達成淨零排放」

（淨零排放：使源自人類活動的排放物化爲零）

諸如此類的議題，我常在讀書會上跟前輩及同事辯論，然後被笑是傻瓜。

儘管如此，我還是「超級無敵認眞」，秉持：

「農民能源要自足」、「農民要達成淨零排放」

這兩大信念，一直努力到現在。

跑業務誰不會，怕生還是可以推銷商品

我本身是覺得自己比較適合一直待在同一間公司，但沒料到後來在「YANMAR」待沒多久就離開了。

在我進公司第五年時，公司裡有10位優秀的業務員獨立創業，宇都宮董事長亦被委任當那邊的董事長創立新公司（暫稱A公司），並來問我要不要一起過去A公司。因當時我在中標津町長期出差，聽聞此消息後，原公司的董事長跟專務特地坐飛機來找我。並表示：「從此以後隨你愛做什麼就做什麼好了」。

但我回覆婉拒：「我已經決定好了」。

因爲前一天，就已經聯絡好決定要去新公司了。

原先說好我去新公司是做行政，後來才知道新公司的常務董事說：「是因爲內海會跑業務才帶他過來的」。

我並沒有跑業務的經驗，也覺得自己不適合，就算技術層面我能解釋說明，但銷售方面我可能會做不來，不過最後還是接受了這個提案。

既已決定「無論是怎樣的經驗都好，都不會徒勞無功，於己而言，所有的經驗都是必要的。」、「重要的是在別人給的舞台上竭盡全力演出」，那就沒理由拒絕了。

我先是買了一本教人怎麼跑業務的書，把那些基本知識硬塞進腦袋。新手時期眞的是很囧，有時打完招呼說了聲「今天天氣眞好」就接不下去了，後來總算是讓我順藤摸瓜地理出個頭緒，找到最適合自己的銷售方式，業績也在隨後，一鼓作氣扶搖直上。

轉換跑道的第一年，我以些微之差落敗暫居第二，到了第二年卻卯起來狠狠拉開與第二的差距，我風光地獨占鰲頭。

我是那種天生不擅與人交際的類型，但卻連我都能做到這樣的銷售服務，業績還開出長紅。

對於「銷售」這份工作，我想說的是：「任誰都會跑業務」。

做銷售要有一定程度的溝通能力，要拿出態度真心想「解決客戶的煩惱」。我有自己的行事風格，跟其他業務員並不太一樣。

做銷售我重視以下這三點：

◎自己要先了解才有辦法賣

即便公司下達指令，「把這個商品賣掉！」

倘若你自己都不懂商品結構、特性、優點，根本無從下手推銷給別人，因爲你沒辦法解釋給客戶聽，無法說明究竟要怎麼做才能解決客戶煩惱。

惟有深知商品才能「解決客戶的煩惱」，業務員的工作不在「推銷商品」，而是**「解決客戶的煩惱」**。

◎不先開口說價

我在同事、客戶間是出了名的「不說價業務員」，他們常在背後議論：「那家公司有很奇怪的業務員」、「有不說商品價格的業務員」。

我自己是不會先開口說「這個多少錢」，對我來說，業務員基本談話旨在說明以下各要點：

「對客戶而言此時此刻所需爲何？」

「使用這個商品的優缺點爲何？」

「這個商品爲何能解決客戶的難題？」

客戶聽了多半會表示：「這樣的話，似乎能解決我們現在所遭遇的問題，我們會好好考慮看要不要購買。」

往往就是像這樣，在客戶接受商品說明後，才會更進一步洽談後續作業，這樣可以避免砍價的情形，所以相較其他業務員，我的利潤又能更高。

我的銷售手法可說是遺傳自我母親，我母親原是在小學擔任教職人員，後來因我父親轉換人生跑道，她也跟著辭掉教職，改做業務登門拜訪推銷化妝品（曾是王牌業務員稱霸業界）。

當時就讀小學一年級的我，曾被母親帶著到處去推銷化妝品，忙到晚上九點多還在外頭拜訪客戶。

當時的情況是這樣，母親在客戶面前試擦化妝品，傾全力讓對方了解商品的好處，直到客戶能夠接受爲止。

我不曾從母親口中聽聞「請購買」這類話語，無論是母親還是我自己，都覺得做業務不能只是「賣」，而是要「**讓客戶接受這項商品**」，「**自行選購這項商品**」，這才是重點！

事實證明一切，惟有這樣的做法才可使業績攀升，交出漂亮的成績單。

◎付出加倍努力不斷拜訪客戶

事實上我比其他業務員要更用心，付出加倍努力投入推銷。

別的業務員是「一天平均十到十五件」，那我就付出加倍努力（四十件以上），多跑幾間拜訪客戶。自然而然成功的案例也就上升了。

秘訣在於「不久待」，畢竟我的溝通能力不好，待久了容易出狀況（笑）。往往就是待個30秒，簡單打聲招呼問候一下客戶：

「您好！今天天氣很好。有什麼事嗎？那我先告辭了」

像這樣的話，就不會覺得恐怖了，即便怕生如我亦能游刃有餘。

哪怕談不成生意，也絕對不要灰心，有恆心有毅力，再三前往拜訪同個客戶。

我認爲簽約成不成也看「拜訪次數」，哪怕只是丟個幾句簡單問候都好，譬如「您好」、「再見」之類的。

總之，要多跑幾次勤加拜訪客戶。

打造與建築業並駕齊驅的農業設施

其後，我也試著轉換跑道，並一邊拓展業務範疇，非是侷限農業機械製造販售，而是擴大延伸至「農業設施的建築」。

這當中我努力拚著取得證照，像是二級建築師、一級建築師、建築施工管理技師、土木施工管理技師、配管工程施工、宅地建物交易主任、淨化槽管理師、淨化設備管理師等，如今我已通過16個國考檢定，取得相關資格認定。

當時，農業設施管理方面的規範較鬆，不像現今這麼嚴格，即使沒相關證照還是可以工作。

當我實際去接觸這些農業設施，總覺得農業設施多被建築業給看扁，就時代背景來看，公共工程爲建築公司帶來龐大利益，一般外界認知多爲「農業設施是層次較低的公司在包辦」。

無可否認，畢竟家畜不會有任何怨言，農業設施的設計及施工相形顯得粗糙是事實。

「層次過低、標準過鬆、無法守護食安及人命。」

於是乎，我嘗試以此信條來喚醒眾人的危機意識。

於我而言，「農業乃攸關性命的重要工作」，看扁農業設施，等同輕忽人命。

我之所以拚那些相關證照,目的是爲打造能與建築業並駕齊驅的農業設施。身處在普遍認知爲「價廉即可」、「農業設施又不是給人住的，家畜不會有任何怨言，隨便蓋就好」的世界，我爲自己的工作感到驕傲，繼而想爲客戶解決煩惱，於是我毫不猶疑卯起來拚證照。

為「守護人命」而獨立創業

「想抹去外界對農業的負面印象。」

「正是因爲牛、馬不會開口說話才要認眞蓋好設施。」

「以十勝爲起點對外宣傳高性能農業設施的好。」

強烈湧現這些念頭的我，痛下決心獨立創業。

「就既有商品來看，無法解決客戶的煩惱，也難以抬高農業的社會地位，既然如此，只能靠研發新商品來搏個機會」

秉此信念於一九九七年創立「日商亞淨透股份有限公司」，旨在重新定位農業，打造出讓人們健康生活的「農業建設（設施）」。

ACT的經營理念有五項，如下列所述：

1「全是爲了客戶著想」

·考量客戶的心情

·考量客戶所苦

·考量客戶所需

當時我去拜訪一位客戶，他已經從公司退休了，一直很關照我。那位客戶這樣說：「今年我想蓋溫室，有勞內海你了。你才剛創業，想必資金不是很充裕，我先匯預付款給你。」

此時，我內心泉湧感謝之情，爾後便成爲了公司的經營理念。

「竟有這麼好這麼溫柔的客戶，眞是太感謝了！」

ACT的事業活動皆爲了守護客戶及其利益，同時守護食安及人命。

絕非「忍受蓋得粗糙不好用的設施，想辦法從中擠出點利益」，而是要不斷增加「好用且兼顧友善環境與利益的設施」。

若手邊既有商品（設施）不足以守護客戶，那只好靠自己來打造。

我們爲某農民研發了堆肥擴散裝置，並削減花在敷料的成本至約五分之一（每年日幣 5,500 萬圓→日幣 1,000 萬圓，設置成本在引進裝置後也都回本了。）

爲客戶而研發的商品絕對不會背叛客戶，我如是深信著。

・多動腦思考，要有自己的想法，自己認爲是對的那就要說出來。
・絕不壓抑自己的想法，積極採取行動。

2「ACT 爲行動的公司」

打自員工時期我就不曾費心忖度上層心理，都是直截了當說出：「我是這麼想的……」，然後靠自己去實踐、執行，並且採取行動。

就算同事或前輩嫌我礙眼視若無睹，背後叫我「搞怪員工」，我仍堅信「玉不琢不成器」、「棒打出頭鳥又怎樣」、「只要認爲是對的」，就要堅定意志朝目標挺進。

惟有行動是最眞實、惟有行動才是現實、惟有行動才能創造價値。

3「絕不背信忘義」

人類無法獨活，工作也不是單靠一個人能完成。一個人能做的事有限，守護農業須靠大家相互合作，要跟同事、上司、客戶、客戶打好關係，重點在於「一定要對得住自己的良心，絕不能做出背信忘義的事」。

4「追求全體員工的幸福，確保身心皆健全，透過食衣住行等以及環境問題，對人類社會有所貢獻」

全體員工致力謀得社會信賴，以身爲 ACT 一員爲傲。

「正派經營取得獲利」

「待遇絕不會輸給其他家公司」

「在 ACT 可安心工作」

「能在 ACT 工作眞是太好了」

我希望打造這樣一間公司，**能讓全體員工滿懷感謝與欣喜**。

5「人生與工作的結果 = 想法×熱忱×能力」

要想在人生及工作方面交出漂亮成績，應常保「正向思考」的態度。須知，不管你能力有多強，懷抱再多熱忱，一旦陷入「負面思考」，就無法得到正向的結果，成就「美好事業」，無法邁向「美好人生」。

反觀態度正確的人，秉持信念：

「守護農業即為守護人命」

「竭盡全力為客戶解決煩惱」

持續採取行動，隨著能力逐漸提升，投注更多熱忱後，自然可獲更大成就。

本於自然打造農業設施

ACT 是專業的農業設施製造商，業務範疇涵蓋牛舍、擠乳設施、堆肥舍、淨化槽、太陽能發電設施、排水處理設施、消毒設施等。

農業設施旨在協助經營者提升作業效率，並兼顧：

「**打造讓家畜健康成長的環境**」。

所飼育的家畜必須是無病無害、並且肉質良好才能創造更多利益。

獨立創業後，在設計牛舍施工之際，我有了這樣的想法：「惟有嶄新發想才能兼顧家畜的健康與經營效率」

遺憾的是沒有可供作爲範本的文獻及設施，只能靠自己的雙眼去看，靠自己的腦袋去思考。

「對家畜而言、對人類而言，怎樣才算舒適？打造一個人畜皆舒適的環境，究竟該怎麼做才好……」

「既有牛舍的缺點是什麼？怎樣做才能截長補短……」

爲找尋答案我待在牛舍一連數天，專心致志觀察牛隻生態，然後我發現到牛舍需要**改善通風與採光**，進一步開發出可解決問題的屋頂式通風系統。

但在一開始，該系統曾在公家機關的讀書會使用的設計牛舍的指導教科書上，被打了個大大的「×」。

然而，某農業指導員在 ACT 蓋的牛舍進行通風採光等測量，發現 ACT 蓋的牛舍極優，與其他家公司所設計的牛舍截然不同。自此以後，不少業者爭相仿效，於是這個屋頂式設計逐漸普及，如今已成爲公眾普遍的認知與設計。

實在是太多業者跟進了，所以我就朝著改善通風系統去著手，並取得了各種專利。

而最後我所著眼的是「細菌、病毒」，對！就是存在於牧場中的各式菌種。我心想：「要是能穩定牧場中的菌體，農民就不用改變作業方式」，所以就得出了答案，決定朝「就牛舍本身來改善環境」這方向去著手。

健康人類的腸胃系統，可藉由益生菌壓制惡菌孳生，將帶有壞菌的有害物質排出體外。

在我看來，牛舍亦是同樣道理，本著「增加好菌消滅惡菌」此一自然原理，進行環境改善。

老派業者批這種作法「未免太跳脫」、「前所未聞」、「行不通」，最後卻被我打臉了。

ACT 的系統乃是應用機械工學，如：熱力學及流體力學等，成功打造人類與家畜皆舒適的環境。

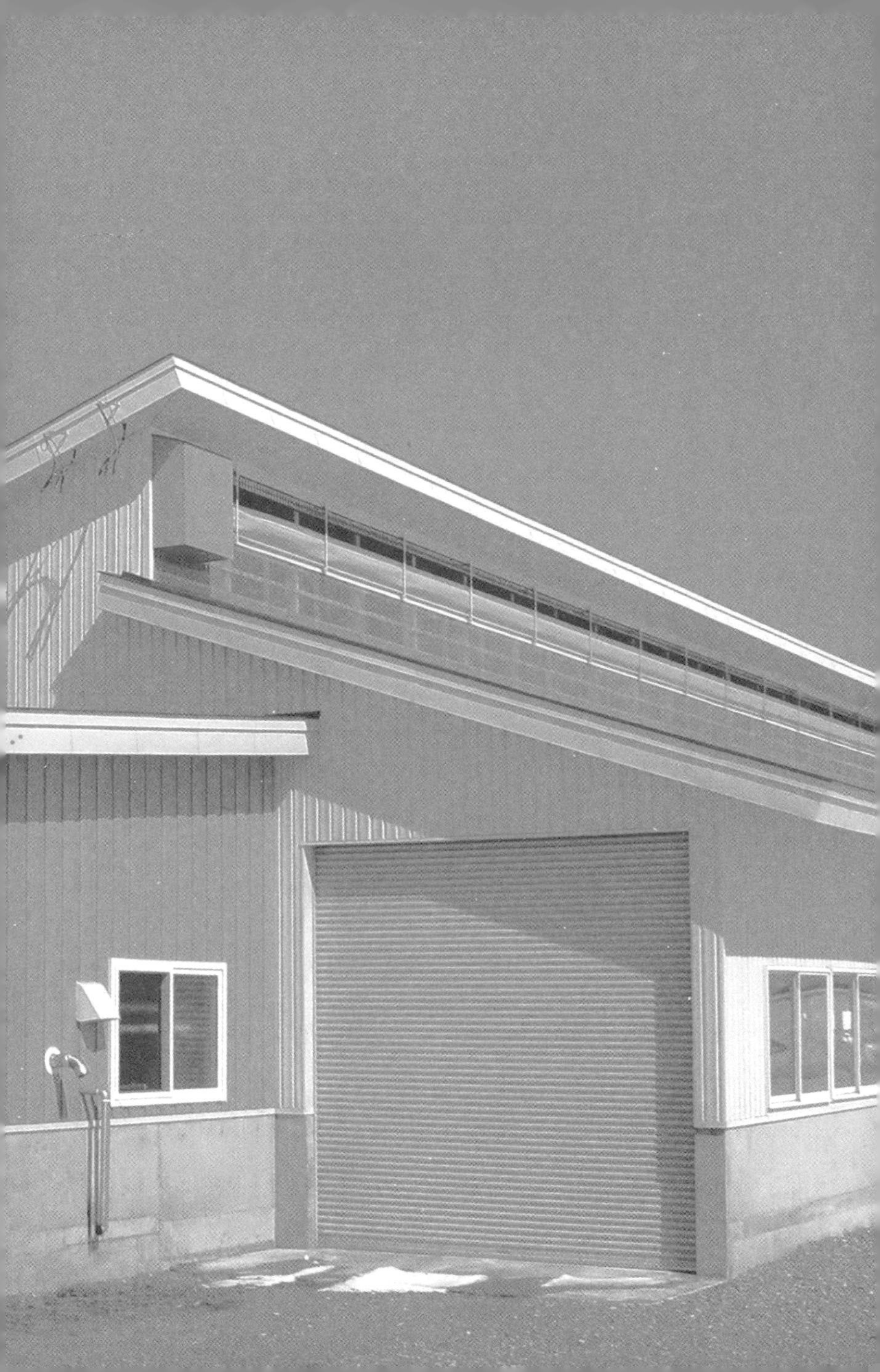

ACT 的牛舍採用屋頂式通風系統

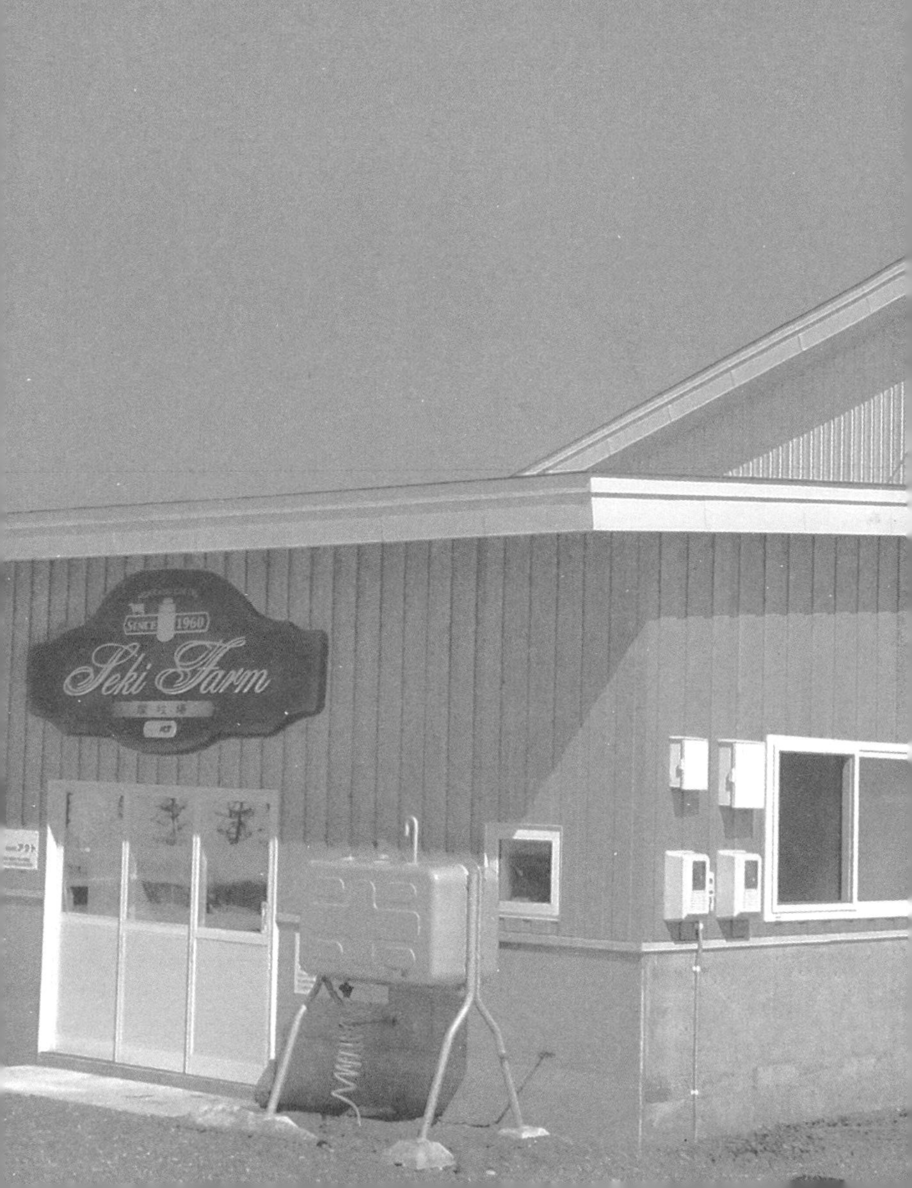

ACT 的系統環境

・有效通風
・恆保適溫與濕度
・採光充足

對家畜而言，就是舒適！

透過實證數據，足以證明遠較他家公司蓋的設施要更加舒適。
協助農家達成「**短期可出貨**」、「**提早結束飼育且肉質優**」的目標。

那是因爲我們針對動物原有的生活模式，致力改善環境，以減少家畜壓力。
再再應證了「**農業設施本於自然**」——而此亦爲 ACT 的基本方針。

第二章　為守護農業而挑戰勇於常規突破

所謂的常規百害而無一益，挑戰常規勇於突破且裨益於世

ACT因成功研發「牛乳淨化處理系統」而一舉成名廣爲人知。

擠牛乳是酪農業的例行公事，此項作業必然會產生排水。擠乳室又稱「parlour」，由此排水就叫「parlour排水」。

・「parlour」排水……擠牛乳時，從「parlour（擠乳室）」排水（我自行命名）

處理「parlour」排水非屬易事，裡面混有生乳、洗劑、殺菌劑、抗生物質、尿液糞便等，沒處理好會引發環保問題，而既有設施多半處理得不是很妥當。處理「parlour」排水難就難在需淨化牛乳脂肪（鮮乳／廢棄乳）這一環。站在酪農第一線，初乳（牛隻分娩後數天所分泌的乳汁）跟罹患乳房炎的（乳牛疾病之一）牛隻所擠的牛乳要廢棄扔掉。

一般來說，普通的淨化槽無法徹底分解牛乳脂肪，所以無法處理這些廢棄乳。

再者，北海道入冬後天寒地凍，水溫又偏低，常見淨化槽難以有效發揮作用，最普遍的作法是「跟含有鮮乳的排水做區隔」後，交由廢棄物業者處理堆肥化。

為減輕酪農負擔，應開發「即使混有廢棄乳也能進行排水處理的系統」。

以前在蓋某個「parlour」時，因當時淨化槽水準不足以處理鮮乳，所以那個淨化槽廠商的負責人就指責酪農：「鮮乳不能放入淨化槽」。

為什麼？

我想了想後試著去調查，發現要分解「parlour」排水牛乳脂肪有所困難，需規模較大的處理裝置，方能進行一定程度的分解處理。

就淨化槽廠商的角度來看，既有淨化槽就是沒辦法全面分解牛乳脂肪的。

而我卻是這樣想的——

「沒辦法那就想辦法讓它化腐朽爲神奇。」

「打造一個可以大量分解牛乳脂肪的排水處理系統不就得了。」

「打造一個用低成本可淨化『parlour』排水系統的話，問題自會迎刃而解。」

我所要闡述的是人們常被既定思維束縛，其實是有百害而無一益。

在我們認定「辦不到」的同時，進步已然停止。

ACT所扮演的角色正是「打破常規，勇於接受挑戰，裨益於世」

爲確保酪農穩定經營且友善環境，可處理混入鮮乳的「parlour」排水系統，絕對有其必要性。

這是我最後得出的結論。

「辦得到才有鬼！」

「那個內海又在說胡話了！」

不管周遭反對聲浪如何，我開始致力研發淨化鮮乳的系統。

顛覆業界常規，成立專案團隊

我在之前的工作因考量到「今後將爲水的時代」，一早取得國考相關證照，如淨化槽管理師、淨化設備師等。

然而，知識歸知識，待實際投入研發淨化系統後才知，「萬事起頭難」此言不假。

首先，研發需大量資金。

好！即便投入大量資金，也未必能找出好方法，解決淨化鮮乳這項問題。

沒有靈感，資金也見底，周遭不乏擔憂聲浪「那種做法公司遲早會垮吧」。

ACT是規模很小的企業，長期以來人力極爲短缺，要挖掘優秀人才投入研發，成功開發出新產品難度很高，果不其然，研發費用燒得很快，一下就面臨彈盡糧絕的窘境。

於是我又想，與其靠ACT獨力支撐研發，不如另闢蹊徑找人合作。

集結產官學各路人馬，成立專案團隊，旨在研發可有效處理混入鮮乳的「parlour」排水系統，使其普及全國各地。

◎專案團隊

・日商亞淨透股份有限公司
・產業技術綜合研究所
・帶廣畜產大學
・KCM工程工學株式會社

◎專案團隊兩大目標

①直接淨化處理混有鮮乳的排水，使其符合法令標準。

②將淨化槽建設費用壓在中小規模酪農可負擔的程度

（既有處理設施的三分之一至二分之一不等）

◎責權分屬

・研發處理牛乳脂肪專用的特殊陶瓷……ACT／帶廣畜產大學

・打造微生物棲息處，以利淨化排水……ACT／KCM工程工學

・廢棄乳投入時的淨化能力測試…………ACT／帶廣畜產大學

・探索分解能力強的微生物………………產業技術綜合研究所

透過合作補足我們 ACT 欠缺的兩樣東西，那就是「頭腦」跟「資金」。

◎頭腦

企業獨家研發新技術時，除了材料跟設備，最缺的就是人才。

對中小企業而言，挖掘具備專業知識且有經驗的人才不容易，但透過與大學研究人員、相關領域專家合作可彌補這項不足，還可透過研究人員運用大學的設備。即便日後團隊解散，人脈也已建立，雙方可共享資訊，期待下次再度合作。

◎資金

研發需耗費大量資金。

企業與大學（公家研究機構）合作，可領補助款，運用這項制度投入研發的企業不算少數。

本專案經評選後作爲二〇〇八年度經濟產業省「地域資源活用型研究開發事業」被採用，得受領委託費用。

專案團隊成立後，一鼓作氣加速推進研發，經共同研究後終於完成這項不可能的任務。

「不使用化學藥品，採用存在於自然界的微生物，可大量分解牛乳脂肪的排水處理技術」

一般的淨化槽在混有超過 0.5%廢棄乳的情況下就無法淨化，但我們研發的淨化槽卻徹底顚覆常規。

運用特殊技術製造而成的煤質活性碳發揮作用，**即便混有超過 20%的廢棄乳仍可淨化**（無殺菌劑及抗生素等安全疑慮，具備高潔淨能力，金魚可在排放後的水中安然悠游）。

通過多項專利達八件、申請中的專利有九件、其他黑盒子（Black Box）三件，爲獨步全球的系統。

ACT 的排水處理系統獲獎無數備受肯定！

被認爲是不可能辦得到的牛乳淨化處理系統

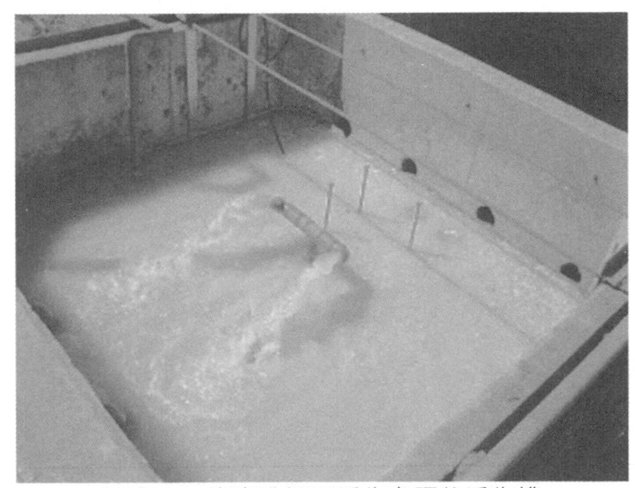

混有 20%廢棄乳仍可淨化處理的淨化槽

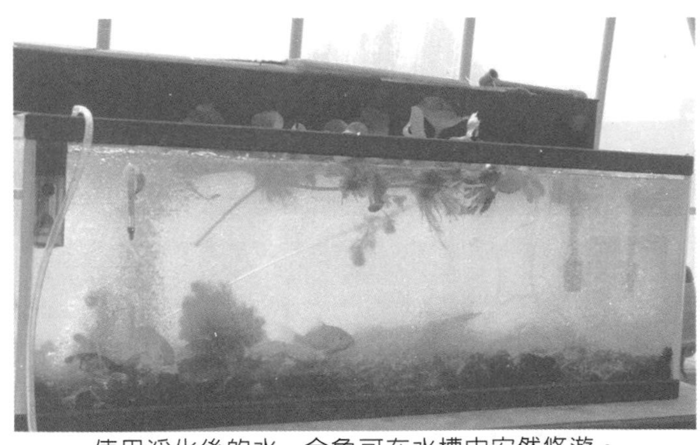

使用淨化後的水，金魚可在水槽中安然悠游。

【獲獎經歷】

・二〇一一年

獲頒日報工業新聞社與公益財團法人理想的中小企業振興財團第23屆「中小企業優秀新技術・新產品獎」優秀獎（排水處理系統）

・二〇一七年

平成29年度　獲頒北海道地方發明表揚　北海道知事獎

「酪農 parlour 排水處理裝置及淨化方法」

・二〇一八年

第七屆製造業日本大獎製造業地區貢獻獎

「全球首創使用南極酵母的活性汙泥法，可在低溫下處理廢水」

獲獎無數（包含國家及各地方自治團體）

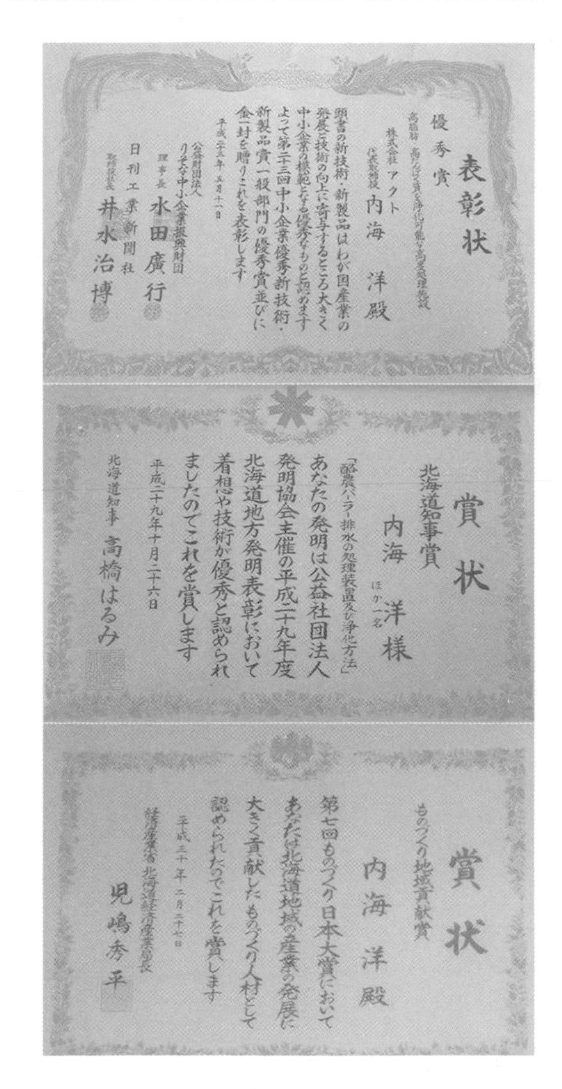

表彰状

優秀賞

高脂肪・高たんぱく質を浄化可能な高度処理施設

株式会社 アクト
代表取締役 内海 洋殿

頭書の新技術・新製品はわが国産業の発展と技術の向上に寄与するところ大きく中小企業の模範となる優秀なものと認めます
よって第二十三回中小企業優秀新技術・新製品賞一般部門の優秀賞並びに金一封を贈りこれを表彰します

平成二十三年五月十一日

公益財団法人
りそな中小企業振興財団
理事長 水田廣行

日刊工業新聞社
取締役社長 井水治博

賞状

北海道知事賞

内海 洋様
ほか一名

「酪農パーラー排水の処理装置及び浄化方法」
あなたの発明は公益社団法人発明協会主催の平成二十九年度北海道地方発明表彰において着想や技術が優秀と認められましたのでこれを賞します

平成二十九年十月二十六日

北海道知事 高橋はるみ

賞状

ものづくり地域貢献賞

内海 洋殿

第七回ものづくり日本大賞において
あなたは北海道地域の産業の発展に大きく貢献したものづくり人材として認められたのでこれを賞します

平成三十年二月二十七日

経済産業省 北海道経済産業局長
児嶋秀平

惟有挑戰困難方能磨出獨家技術

節錄自經營心理學家兼顧問的飯田史彥老師其著作《人生的價值 我們的生存之道》（PHP 研究所）其中一小段內容：

「橫梗於前的試煉，越是苦痛傷悲，愈發突顯它是一項極大挑戰，足以證明『自己是很了不起的人，竟可解決這麼高難度的問題』。（中間省略）要爲勇於挑戰高難度的自己感到驕傲，莫忘初衷勇於正視該問題。」

飯田史彥老師如是道：「人生中會遭遇各種試煉，時候到了自然會出現，不只試煉，隨之而來還有欣喜，療癒我們的人生，使其繽紛多彩。」（引用自《人生的價值 我們的生存之道》）

我亦作如是想，人生中所遭遇的重大試煉，無疑是孕育人生的重要肥料。

【舉例說明 ACT 獨家研發技術】

介紹設施／有限公司佐藤牧場　機器人擠乳舍．北海道．本別町（佐藤俊行代表）

佐藤牧場的機器人擠乳舍是由 ACT 負責設計施工，引進以下系統：

- 口蹄疫防治設備（**HOOF CURE** 系統）
- 空間除菌／預防中暑系統
- 自動鞋底洗淨／除菌系統
- 鞋洗淨／除菌系統

這 4 個系統皆採用 ACT 獨家專利技術

- 口蹄疫防治設備「**HOOF CURE** 系統」

「HOOF CURE 系統」主要用來預防口蹄疫，還可降低牛隻感染乳房炎（擠乳前除菌乳頭）的機率，以利增加牛乳生產量。

透過 ACT 研發的特殊技術，即便氣溫低於零℃仍可運轉。

・空間除菌／預防中暑系統

搭配家畜圍舍空間除菌噴霧裝置，不斷地循環內部空氣，可「預防中暑」、「淨化空間」、「消除臭味」。

預防中暑

夏天家畜圍舍溫度一變高，牛隻吃不消高溫便會懶洋洋。使用「CLEAN・REFRE」（容後詳述）噴灑於空氣中，室內溫度可降五至六度，有效預防家畜中暑。

空間除菌

使用這個系統可預防沙門氏桿菌、禽分枝桿菌亞種副結核菌、口蹄疫、肺炎黴漿菌、李斯特菌等。

消除臭味

家畜圍舍容易孳生惡臭，像是處理糞便尿液時的惡臭、牛隻飼料異味等，皆可有效去除。

· **自動鞋底洗淨／除菌系統**

自動感應偵測到人，清潔鞋底進行除菌。

落實防疫嚴格把關，在出入口噴灑「CLEAN · REFRE」，可全面洗淨有效除菌。

· **鞋洗淨／除菌系統**

把腳放進不銹鋼製箱內，噴灑「CLEAN · REFRE」在鞋底、鞋面及側邊，洗淨兼除菌。

解決客戶難題引領業界的「新技術」

不屈不撓突破難關，勤勉努力開創新技術。

ACT 獨家研發的技術，是專案團隊成員齊心協力的結晶。

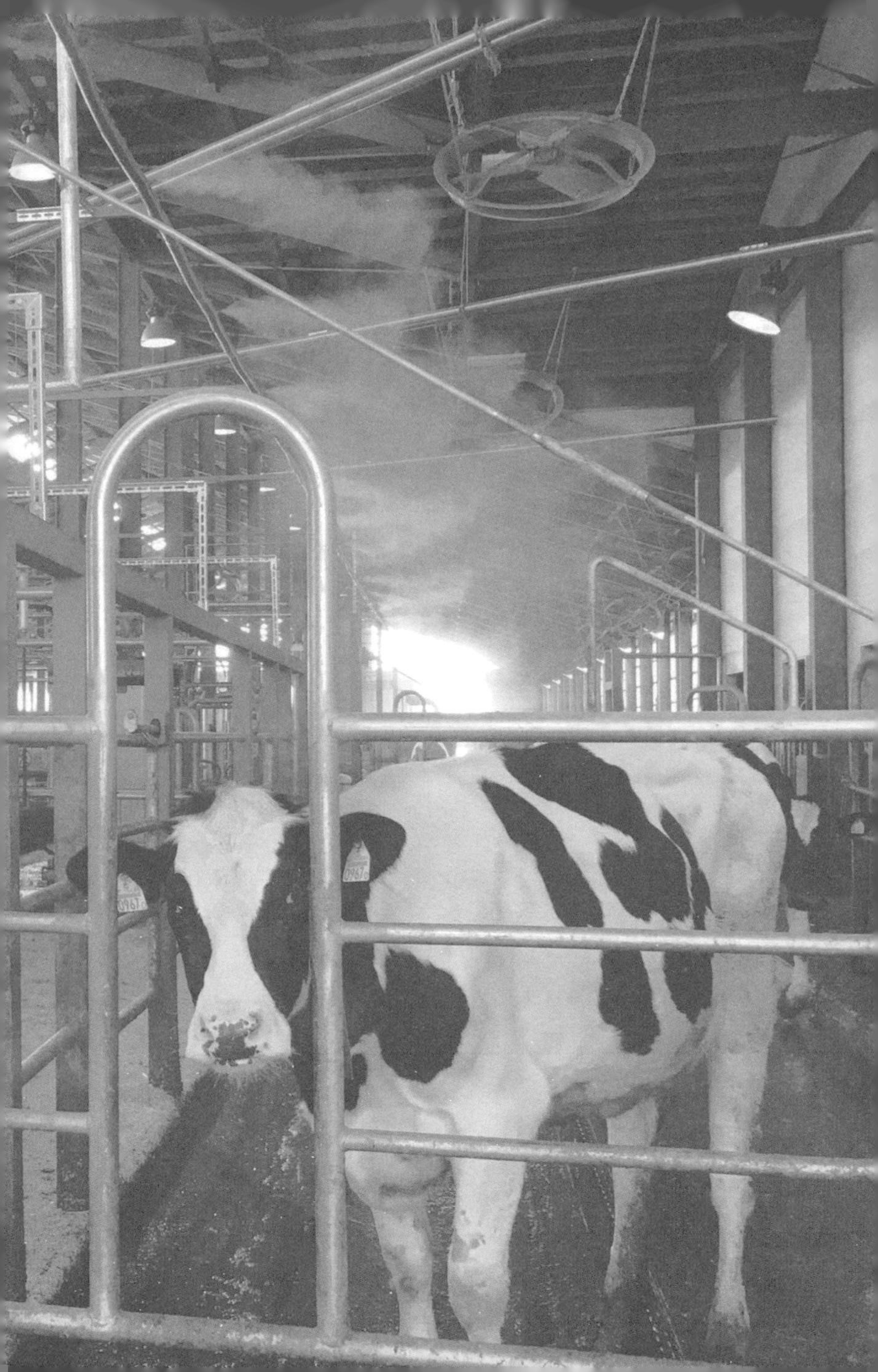

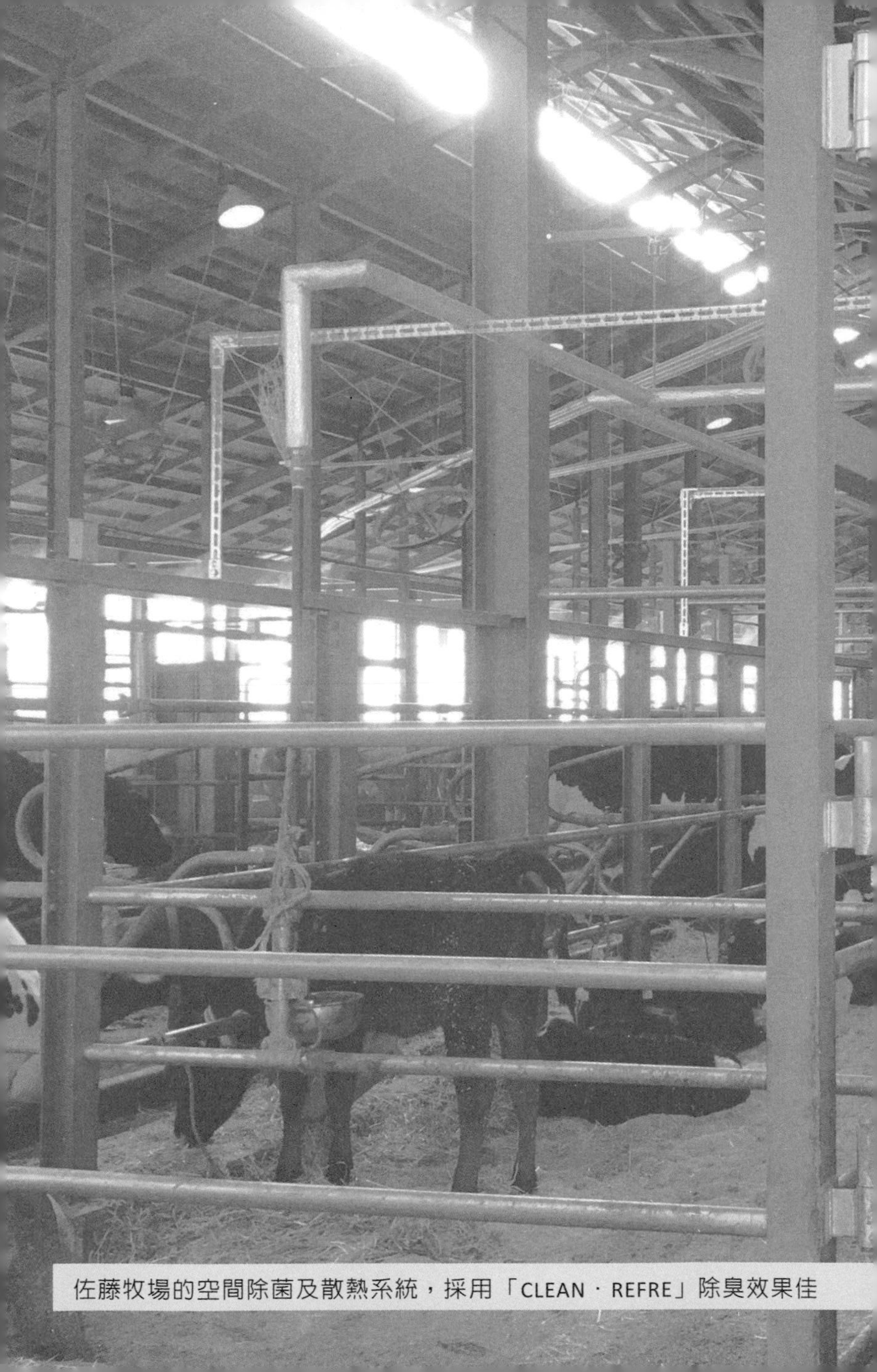

佐藤牧場的空間除菌及散熱系統，採用「CLEAN · REFRE」除臭效果佳

佐藤牧場運用各項 ACT 的技術

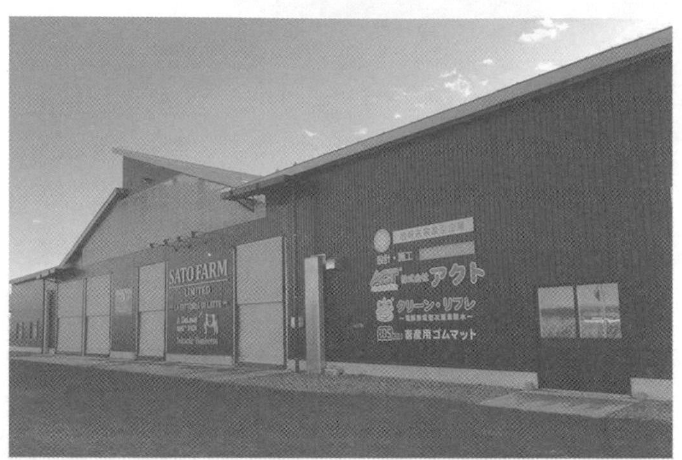

防治口蹄疫設備（通道專用）

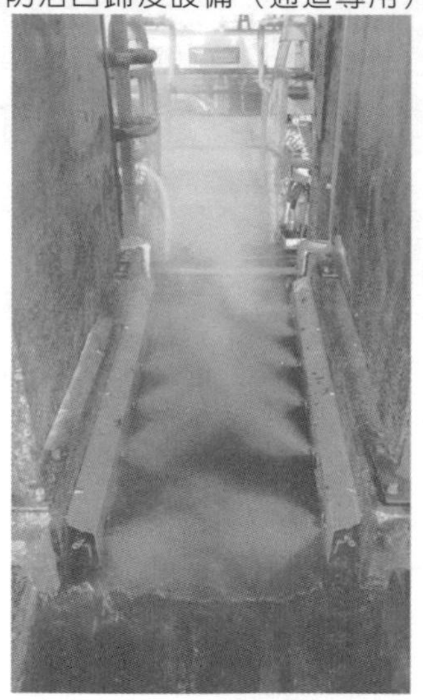

自動鞋底洗淨／除菌系統

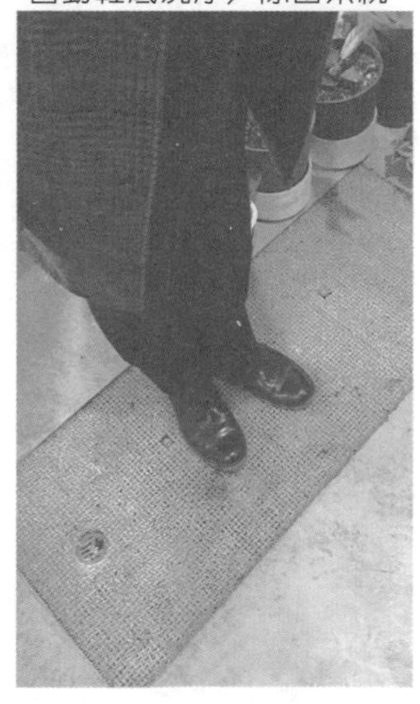

也曾得不到銀行融資貸款面臨倒閉危機

ACT顚覆業界常規，獨家研發各項裝置與技術，表現不俗成果非凡，可一路走來也並非是一帆風順。

跟多數中小企業一樣，苦於「人才」與「資金」兩大問題，一度面臨「倒閉」危機。

【人的問題】

獨立創業後，事業步入正軌之際，爲強化一條龍服務（設計乃至施工），增設現場施工人員，一度多達50人左右。

未妥善實施員工教育，其後想把 ACT 的施工組獨立劃分到其他公司（暫稱 A 公司），可惜失敗了。

原先規劃是「ACT 負責銷售與設計，施工則交由 A 公司」，但這個責權分屬卻逐漸崩壞。

當時的狀況是，ACT 的業績一攀升，理所當然 A 公司的業績也跟著攀升。

A 公司的業績是仰賴 ACT 的銷售能力，然而 A 公司卻自負甚高，開始湧現一些想法如：不用靠 ACT 自己也能搞定、脫離 ACT 才有賺頭、A 公司之所以賺錢全是靠自己的力量等，以致最終分道揚鑣。

莫約過了一年半後，A 公司倒閉，用人不疑的下場就是慘遭盜領公款，對方捲款（現金）逃跑，重要資金落入他人手裡（隨後犯人被逮捕）。

另外，亦有一名 ACT 員工勾結合作廠商（B 公司）並跳槽。豈料隔沒兩年，竟聽聞 B 公司倒閉，該名前員工也離婚、變賣房產等消息。

A 公司的背離出走也好，員工盜領公款也好，主要原因是出在我身上。當時的我以忙碌爲由，將「人才招募」與「員工教育」的優先順序往後調整。

採用符合 ACT 需求的人才。

致力投入員工教育，凝聚向心力。

倘若當時我有這樣做，A、B兩家公司的倒閉、員工醜聞等便皆可防範。

隨著ACT訂單越接越多，人的問題愈發顯著，最終如踩地雷般大爆發，為解決問題而疲於奔命。為此，一度減少接單量（減少營業額）。

一般來說，營業額掉下來會使經營會變得不穩定，而ACT卻是相反，減少接單量，沒了人的問題，不會動輒踩地雷，經營就穩定下來了。

【錢的問題】

ACT的獲利都投入研發了。

假設獲利是日幣三千萬日圓，那三千萬日圓就會通通用在研發。

研發如火如荼在進行，反而壓迫到獲利，結算表現不佳，銀行給的評價低（一直得不到融資）。

不光是研發燒錢，申請專利也很燒錢。

最後造成資金調度轉不過來，不只一兩次面臨「倒閉」窘境。

經營計畫書是魔法工具，用來解決「人」與「資金」的問題

解決「人的問題」與「錢的問題」時，其關鍵人物就是「株式會社武藏野」（東京都・東小金井市）的小山昇董事長。

小山昇董事長是中小企業界極具權威的指標性人物，曾挽救「武藏野（DUSKIN 事業、經營顧問事業）」免於倒閉使其成功轉型，連續 18 年營收增加且穩定成長。

自結識小山董事長後，我開始大刀闊斧改變 ACT 的經營體質。

小山董事長給予我很多建議，協助推動 ACT 的經營，主要有以下三項：

①經營計畫書
②經營計畫發表會
③溝通

經營計畫書

中小企業多爲「人」、「物」、「錢」所苦

·人力方面的煩惱（採用、培育人才）

不聽員工意見，員工意願低迷，不易得到優秀人才等。

·物品方面的煩惱（商品及服務）

再三嘗試仍無法拉抬業績，製造不出暢銷商品，無法提高產能等。

·錢方面的煩惱（資金調度及運用）

跟金融機構借不到錢，有獲利，但資金流動率偏低等。

爲解決這三大煩惱，敝公司發放給全體員工「經營計畫書」，將 ACT 相關「數字」、「方針」、「限期」統括整理成冊，釐訂準則規範。

・數字

本期經營目標（營業額、毛利、人事費用、教育訓練費、經常利益、營業額成長率）與長期事業構想書（自當期起算五年間的事業計畫、毛利計畫、重要幹部計畫、設備計畫、設施計畫、資本額、產能）化爲具體數字明文記載下來。

應將計畫付諸爲具體數字，才能掌握自家公司的狀況。經營計畫書要能體現公司現狀與將來，譬如「現在營業額是多少，之後會有多少獲利，五年後會發展成怎樣」

・方針

方針係指「應遵守的規則」，將員工應貫徹執行的事項明文化，釐訂各項規範如「整頓環境相關方針」、「客戶相關方針」、「投訴相關方針」、「員工相關方針」、「內部監察體系相關方針」等。

如此一來，有了明確的規範可供參考，隨時隨地凝聚員工向心力。

· **限期**

將經營計畫書所示方針明文化，該方針逐一化為具體的規範事項，「誰、何時、做了什麼」，讓大家知道哪些是應遵守裁決事項。

於是ACT在「事業年度計畫表」中製作「年度行程表」。敝公司將一整年區分為「每四星期為一個循環週期」，分成A週、B週、C週、D週，裁定各項行程。

董事長應具說明之責任，如下所列：

· 「公司現在處於何種狀況？」

· 「今後將會怎樣？」

· 「員工應遵守事項，不應做的事有哪些？」

諸如此類，將公司的方針、業績、目標公告給全體員工得知。

ACT全體員工有義務隨時攜帶經營計畫書。

當陷入迷思不知該如何採取行動時，經營計畫書便成一盞明燈，爲大家指點迷津。

經營計畫書旨在「將公司的價值觀滲透每位員工」，作爲一種思想傳遞的工具，整合員工想法，進而凝聚向心力，以達團結力量大。

經營計畫書也會交給金融機構。

我固定會去拜訪銀行，拜訪時我會向銀行報告每個月的實際業績，讓負責人把數字填進經營計畫書。

無論業績好壞，都要對外公開公司資訊，這樣才能取得信賴。

使不穩定的 ACT 經營趨於穩定的工具「經營計畫書」

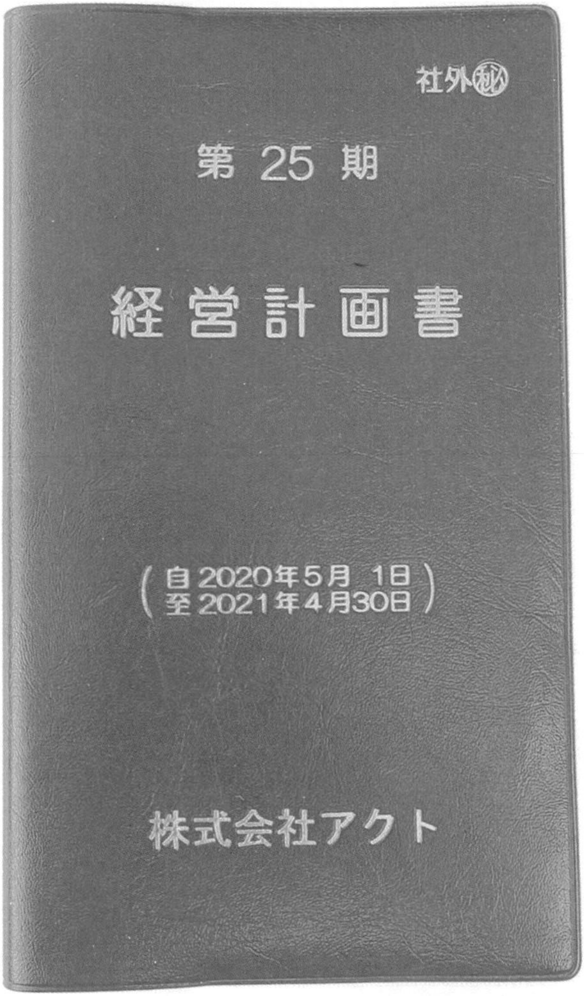

為何要邀請金融機構參加經營計畫書發表會

ACT每年五月都會召開「經營計畫發表會」，由董事長親自向員工及金融機構說明前期報告、本年度的經營方針、長期事業構想等。

經營計畫發表會分成第一部與第二部。

- 第一部……以經營計畫的發表（方針與數字）爲主軸
- 第二部……ACT的技術發表、一整年的活動報告

召開經營計畫發表會，邀請金融機構的負責人來參加，向其展現敝公司「**董事長（我）的態度**」、「**員工的態度**」、「**ACT的研發能力（技術能力）**」，作爲判斷憑據，以便讓對方評估提供敝公司融資。

小山董事長常掛嘴邊的台詞是——「模仿才是最棒的創造。」

多數公司都是從「零」開始創造出「一」，由於缺乏經驗與實績，自然生不出這個「一」來。

既然如此，小山董事長便想：「與其靠自己無中生有，不如模仿別人已經完成的『一』會更快，也就是所謂的『抄捷徑』。」

當初我在編製此經營計畫書時，小山董事長曾跟我說：

「看過敝公司的經營計畫書，若適合貴公司，只管照抄拿去用吧。從模仿起步，找最容易下手的部分，還有你自己能做的，這才是正確做法。撞牆碰壁了再來做調整進行變更，如此模仿持續三年，貴公司的獨家風格自會應運而生。」

經營計畫發表會也是仿效當初「武藏野」所舉辦的，就第二部召開具娛樂性的懇親派對（類似尾牙活動）。

只不過 ACT 員工人數少，即使舉辦「快食競爭」來炒熱氣氛，效果極其有限，所以我就按小山董事長的指導方針，最初三年以仿效「武藏野」的做法爲主，然後從第四年開始，就第二部內容做變更調整，改採「前期一年間活動報告」取代懇親派對。

「過去一年間我們研發了這些……」

「實績表現如下……」

「接受媒體採訪有……」

「關於獲獎部分……」

「關於專利許可部分……」

如上具體說明，令金融機構刮目相看，作爲結算報告的數字，將過往無法體現的「ACT 的實力」明確秀出來，當眾獲得肯定，繼而順利取得融資的機會。

過往對敝公司融資不甚積極的金融機構態度丕變，主要原因如下所列：

・製作經營計畫書，將公司的數字與方針明文化。

・策定長期計畫，將ACT的未來展望數字化。

・舉辦經營計畫發表會，具體明述「ACT的想法」、「ACT的實績」、「ACT的技術」。

再者，ACT所獲專利評價也很高。

現在有兩家銀行使用國家提供的補助款，就專利與企業評價，進行融資評估。

經營MIP（新興市場創造型商品）補習班的梅澤伸嘉老師在其著作《新版長期暢銷商品開發》（同文館出版）中有提到敝公司：「現今無人知曉，可日後會大放光彩的中小企業」。

讓金融機構評估「經營計畫發表會」

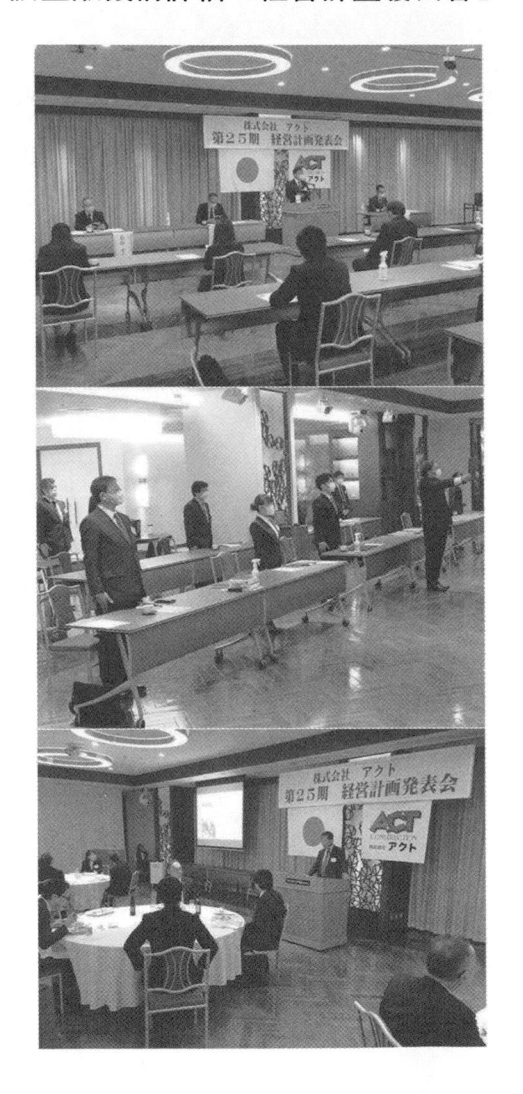

多溝通、凝聚公司員工向心力

ACT 致力於「**價值觀教育**」。

打造實力堅強的組織，最不可或缺是「均一」＝「全體員工具備同等價值觀」。

凝聚向心力，全體員工皆站同一陣線，憑藉組織力量決一勝負。

重點在於建立同等價值觀，不論是董事長與員工、幹部與部下，皆要多方溝通凝聚向心力。

小山董事長就「溝通」之必要性作如下說明：

「上司與部下應**共享時間與地點**，方能達成良好溝通。共享時間與地點，磨合彼此想法與價值觀，員工自我意識有所改變，行動就會跟著改變，如此一來，業績自會有所改善。」

「建立良好**溝通關鍵在於次數**，以量取勝爲原則，達成何種溝通不是重點，而是嘗試做了哪些溝通。」

是以，ACT將公司內部預定要舉辦的活動納入經營計畫書。

具體而言，有讀書會（每個月兩次）、ACT會（每兩個月一次）、與董事長共進餐會（每兩個月一次）、與董事長共酌（每個月一次）、團體餐會（適時舉辦）。

參與這類餐飲活動，如有員工請人代駕，其費用亦將由敝公司負擔。

定期舉辦相關活動，建立良好管道以加強溝通。

懇親會也是其中一環，有益促進良好溝通

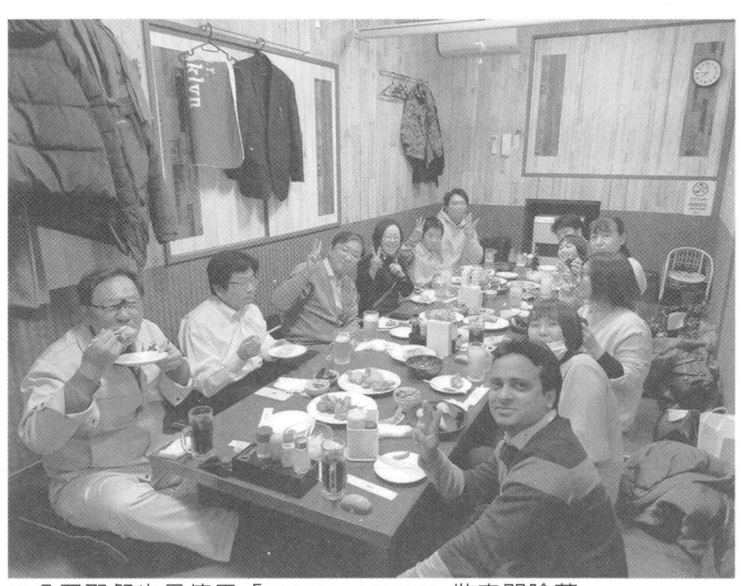

※公司聚餐也是使用「CLEAN · REFRE」做空間除菌。
（運用 ACT 的技術）

共享工作觀

ACT的經營計畫書中除了「方針」、「數字」、「期限」外，還有刊登「**ACT經營語錄**」，以利董事長與員工共享價值觀。

經營語錄不單是我個人的想法，還收錄著名經營專家、實業家等的工作觀、人生觀（=名言）。我會在朝會上跟大家解說，內中刊登語錄超過兩百則，在此挑選幾則簡單做個說明。

・「三方共榮」

所謂的「三方」係指客戶、公司、員工（經營者、員工、合作廠商）。眞心爲客戶服務，讓公司變得更美好且擴大規模，繼而爲員工帶來美好生活，終得三贏局面。

・「日積月累的努力與內省」

往後人生如何發展，便是端看這日積月累不斷努力，以及吾日三省吾身。

・「全體員工皆爲業務員，同時也是經營者」

公司規模大小不是重點，重點在於推銷商品，惟有商品賣出去，大家才會有工作，才能好好做事。以客爲尊，不忘有禮招呼，技術人員也好，行政人員也好，全體員工要能對外展現自信，向客戶推薦敝公司商品。

其次，全體員工要抱持經營者的想法，精益求精更上一層樓，致力投入工作。

・「並肩抗戰的員工是優秀的員工，並肩抗戰的員工是緣分極深的員工」
能在這間公司相遇，必然是因你我有緣，勿逆流而行，不吝付出努力，共創康莊之道。

・「家族主義」
員工是家人，是兄弟姊妹。莫忘基於信賴與感謝而存在，發自內心由衷信賴夥伴，這才是眞正的家人。

・「絕不卑躬屈膝」
卑躬屈膝所獲成就不過是假象，日復一日不斷努力才是眞諦。

・「人生無處不遇困難，風平浪靜皆因自我怠惰」
日復一日迎接挑戰，必然會碰壁，碰壁之後突破難關，開創嶄新人生。

・「**淨化周遭**」
有道是「物以類聚」，周遭都是良善之人、優質公司，理所當然會變得更高尚。

・「**認眞踏實**全力以**赴**」
常以此激勵自我，舉頭三尺有神明，相信天助自助者。人生必然會伴隨苦難，而其試煉終將化爲精神食糧。

・「**工作必然有其意義，人生在世理應裨益於世**」
要明白工作的定義與其存在價值，而不是態度散漫隨便敷衍了事，一味接受他人指示，而欠缺積極心態。

・**「但凡能量充足，即便是小公司，也能由虧轉盈，倒吃甘蔗轉爲佳境後，成長能量依然源源不絕」**

日復一日腳踏實地幹活，全力以赴投入工作，身心皆滿足的狀態下，自會湧現充足能量，隨後步上康莊大道。

・**「一切都是爲了客戶」**

哪怕同行再三模仿，員工背信忘義外洩敝公司重要數據，仍本此信念致力研發跳脫框架的新商品及服務系統，以謀「ACT 爲行動的公司」、「三方共榮」、「追求全體員工幸福確保身心健全，透過解決衣食住行及環保問題，對人類社會有所貢獻」。

・**「建築物也好機械也好，萬物皆有生命，以愛相待」**

說來不可思議，萬物皆有生命，無論是建築物還是機械，以愛相待自會給予回應，抱持以愛相待的態度工作才會成功。

第三章　開發「CLEAN・REFRE」旨在使用「可飲用的水」來消毒

為何一般消費者會跑來洽詢農業設施製造商？

ACT爲農業設施製造商，同時也是一級建築師事務所、特定建設業、不動產事務所。與「國立研究開發法人 產業技術綜合研究所」（產總研）及帶廣畜產大學合作進行研究，開發暨販售農業設施的消毒裝置及淨化槽等。

ACT開發暨販售以下商品：

・洗淨、殺菌系統，預防牛隻口蹄疫（口蹄疫：牛蹄疾病）
・即便是零下30℃（零下50℃）也不會結凍，可如常進行消毒作業的車輛消毒裝置（傳染病會因車輛往來農場而四處擴散，車輛消毒絕對有其必要性）
・長靴自動洗淨裝置

這些裝置都是使用「CLEAN · REFRE」，而非消毒液。

經實驗證實，「CLEAN · REFRE」可有效預防家畜傳染病，如口蹄疫、禽流感、豬流行性下痢（PED）、豬瘟（豬霍亂）、沙門氏桿菌、禽分枝桿菌亞種副結核菌、肺炎黴漿菌等，對新冠肺炎也很有效。

二〇二〇年初，新冠肺炎肆虐，酒精消毒液嚴重缺貨，連醫療院所相關機構都買不到，作爲酒精等除菌消毒液的替代品，ACT的「CLEAN · REFRE」備受矚目。

一般民眾普遍認知使用酒精消毒可有效對付新冠肺炎病毒殊不知，酒精有以下各項缺點：

· 不能噴灑在空氣中
· 過敏體質不適用
· 因酒精具脂溶性，會導致手部肌膚變得粗糙乾燥酒精帶有強烈刺激性，無法使用加濕器噴灑於空氣中，接觸到火源及煤油暖爐恐會引發火災，且具脫水作用，頻繁使用會導致肌膚表層的油脂及水分流失。

反觀「CLEAN·REFRE」

·可噴灑於空氣中，針對物品除菌

·友善環境且對人體無害（可使用此消毒液沖洗）

·中性水的 pH 值 5.8~8.6 爲中性，符合現今飲用水水質標準之自由有效餘氯含量，對人體及動物皆無害，可除菌消臭。

正確使用其除菌效果遠勝酒精，且不具引火性更加安全，過敏體質也可使用。

次氯酸水對新冠肺炎病毒有效嗎？

「CLEAN．REFRE」乃是食鹽水經處理後所得到的酸性電解水（經電解生成之酸性次氯酸水）。

pH值為中性，符合食品衛生法規範的飲用水水質標準。

可除菌、對抗病毒，對人體無害，極具安全性。

就新冠肺炎來看，次氯酸水其效果評價呈現兩極。

有人覺得「很棒！」

也有人抱持懷疑「眞的有效嗎？」

第一時間，政府研究機構、大學、製造商，乃至普羅大眾紛紛爭相討論。

書後將會引用相關數據，詳細說明次氯酸水的效果及安全性。

總括而言，次氯酸水可有效對付各種致病原、有害微生物、引發惡臭的物質，如細菌、病毒、黴菌、有害氣體分子等。

因市面上仿冒品多如雨後春筍，導致外界誤以爲次氯酸水對新冠肺炎無效。次氯酸水作爲食品添加物（殺菌劑）其安全性獲得肯定，生成方法及規格等都有明文規範。

- 電解製造
- pH值：2.2～7.5
- 含氯濃度：10～100ppm

食鹽水及鹽酸經電解後生成的次氯酸水，經厚生勞働省認定，可作爲食品添加物。

但市面上販賣的次氯酸水多爲仿冒品，並不符「作爲食品添加物的次氯酸水」此定義及規格。

該等仿冒品多具以下特徵：

- 非電解製造
- 無標示有效含氯濃度
- 濃度遠較標示來得低

效果不佳，且未經證實安全性，不保證對人體無害。

甚至有謠傳「氯系漂白劑用水稀釋可變次氯酸水」將氯系漂白劑（次氯酸鈉）以酸中和所製造的次氯酸水，不是眞正的次氯酸水。**混有其他物質或粉末製造而成的次氯酸水，也不是眞正的次氯酸水。**

像這類成分標示不妥，或不實謠傳的產品，導致普羅大眾對次氯酸水認知有誤。惟有經過電解製造，以正確方式生成的次氯酸水，方能有效對付新冠肺炎病毒。

「獨立行政法人產品評估技術基盤機構（NITE）」針對新冠肺炎病毒其消毒方法評估有效性，於二〇二〇年6月26日發表最終報告，該報告指出，就消毒物品來看，**「具一定濃度的次氯酸水可有效殺菌，對付新冠肺炎病毒」**。

此外，上厚生勞働省、經濟產業省、消費者廳官網查詢「關於新冠肺炎的消毒、除菌方法」都可得到相關佐證。

例如：「『次氯酸水』爲酸性溶液，主成分爲『次氯酸』，經氧化作用，可破壞新冠肺炎病毒，使其無毒化。製造方法未盡相同，經證實惟有具一定濃度的**『次氯酸』才能削弱新冠肺炎病毒的感染力。**」

（第四章將會針對次氯酸、次氯酸水、「CLEAN・REFRE」其特徵做詳細說明）

嚴冬時期也能進行消毒作業，開發「日本首創」車輛消毒裝置

自二〇一三年起，ACT 開始販售「CLEAN・REFRE」（不含氯化鈉的電解次氯酸水），主要是應用在農業領域。

最早使用「CLEAN・REFRE」的商品是「車輛消毒裝置」。

二〇〇〇年 5 月十勝本別町發生口蹄疫，當時有客人跟我們說：「好險是發生在夏天！幸好不是在冬天！」、「照此看來，寒冬時期也是不能大意鬆懈，得嚴加防範進行消毒作業才行……」。

爲滿足客戶需求，我們開始投入研發可在寒冬時期進行消毒作業的裝置，在二〇〇一年冬天浮現具體概念。

然而，有道是：「好了傷疤忘了疼」。想引進車輛消毒裝置的酪農，就這樣可有可無地一天過一天。

二〇〇八年鄰近各國爆發口蹄疫，日本開始感受到危機。

適逢一般社團法人 Genetics 在北海道興建牛舍，將車輛消毒裝置列入考量。（Genetics 北海道是日本爲數不多、專門生產優質黑毛和牛及霍爾斯坦品種乳牛的地方。）

時任場長的松浦先生來找我商量：「鄰近各國接連爆發口蹄疫，我們想設置嚴冬時期也能使用的車輛消毒裝置。」、「到處洽詢業者，大家都說沒辦法，你可知有哪能做？」

我只回答他一句話：「ACT 有辦法做得到！」

於是在二〇一〇年全球首創，零下 30℃也能進行消毒作業的車輛消毒裝置。

更進一步在二〇一三年，帶廣畜產大學及酪農學園設置改良型車輛消毒裝置，以防範口蹄疫及PED（豬流行性下痢）、禽流感等家畜疫病。

因傳染病會隨家畜、搬運飼料的貨車及人的移動四處擴散，故在農場出入口設置消毒裝置絕對有其必要性，問題是既有的車輛消毒裝置，一進入寒冬就會結凍，無法進行消毒作業（在北海道十勝這個地方，用一般裝置在屋外汲水，最多就是撐個半年），且消毒效果只有15～30％左右。

無法使用裝置的期間，多採撒石灰的做法來防範，在通道及家畜圍舍灑消毒專用石灰，或是採人力作業進行車輛消毒，只能針對輪胎接地面進行消毒，無法深入整個輪胎及溝縫，徹底消毒車輛底部。

ACT的理念是「一切皆爲客戶」。

之所以研發這個車輛消毒裝置，是爲滿足農業相關人士各式要求，像是「倘若病毒活躍在冬天爆發傳染病會很嚴重」、「有必要設置嚴冬時期也能進行消毒作業的裝置」等。

【達成任務的條件】

- 嚴冬時期不怕結凍可運作
- 防止噴嘴漏液
- 全面消毒整輛車體（達到最理想的 100%消毒）
- 採全自動作業
- 可連續作業方便車輛入場
- 自動辨別大型車與小型車，調整洗淨液噴灑劑量
- 雙管齊下同步研發，固定式與可攜式裝置
- 可同步啓用所有噴嘴，進行噴灑作業
- 整個輪胎包含溝縫、車底皆可同步作業
- 可確實消毒車輛前後，徹底噴灑洗淨水
- 不會汙染環境兼具洗淨效果
- 對人體無害的消毒液，吸食無妨可沐浴

洽詢農業相關人士的意見，結合產官學力量，總算不辱使命研發出這項裝置，可有效發揮作用，因應極寒天候。

該車輛裝置已獲專利許可11件、申請中則有2件。

日本首創自動消毒裝置，即便是嚴冬時期，仍可穩定發揮效果。

【ACT車輛消毒裝置的特徵】

・酷寒嚴冬不怕消毒液結凍，徹底洗淨進出農場的車輛。
・加熱用來噴灑消毒液的噴嘴尖端，確保在零下30～50℃可運作（可因應零下30～50℃）。
・利用強大水壓自動噴灑消毒液，上下左右全面消毒（人不需離開車外）。
・針對人力無法清潔到的部位，如輪胎本體、輪胎周圍的溝縫、車底等，徹底洗淨有效除菌。
・妥善處理混有車輛機油、消毒液成分、垃圾等的洗淨廢液。
・環保型排水處理，除菌後的廢水也經處理後才排放。

ACT 的車輛消毒裝置零下 30℃也不會結凍

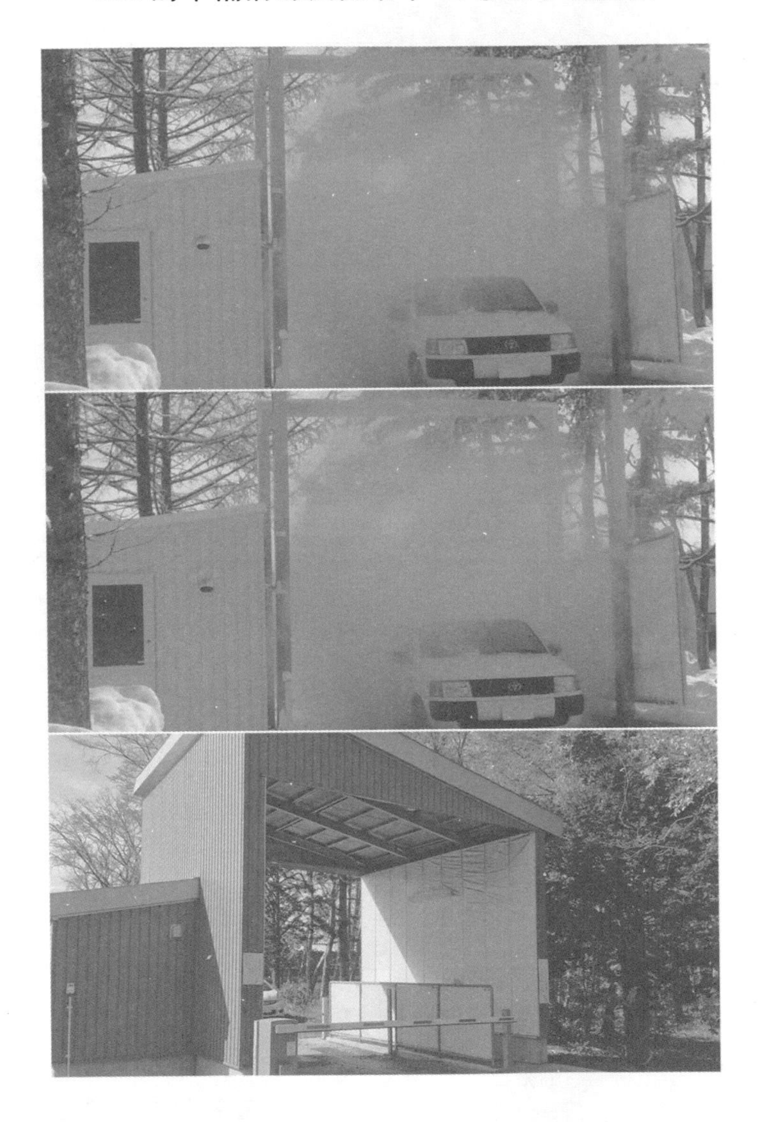

不含氯化鈉的電解次氯酸水生成器「CLEAN・FINE」問世

引進車輛消毒裝置，可就日常車輛進出農場做有效防疫。

話雖如此，尚有課題待謀解決，得重新評估「消毒液」這項環節力臻完善。裝置本身沒有問題，相當環保，問題出在消毒藥劑其殘留毒性及生鏽等疑慮。

於是我們開始思考，有沒有安全性更高的消毒液，有沒有不會導致機械生鏽的消毒液……

此時，「次氯酸水」便浮上了檯面。

符合食品衛生法規範的飲用水水質標準，經核准可當作食品添加物，並兼顧「預防病毒感染（除菌）」與「對家畜及人體皆無害」。

思及此，我不禁油然而生歡喜之情，對次氯酸水充滿期待……但次氯酸水即便符合厚生勞働省釐訂的成分規格，不免還是有兩大缺點。

・靜置數小時乃至一個月後消毒效果就沒了。

・鹽分濃度過高，易生鏽及引發土壤鹽害。

「無庸置疑，就安全層面考量，次氯酸水頗具優勢爲首選，可照目前的生成方式來看，次氯酸水會導致車體生鏽，消毒效果又無法維持長久……嘖嘖、該如何是好？」

解決問題的關鍵在於湊巧讀到某篇報導，該篇文章主要是在介紹「氯化鈉濃度低不易腐蝕金屬，次氯酸水的生成方法」，由已故之佐野洋一氏所研發。

佐野洋一氏的「電解裝置及電解方法」已獲專利，遺憾的是本人已辭世。

讀完該篇報導，隔天我馬上聯絡佐野洋一氏的家屬，搭飛機前去拜訪繼承生成技術的佐野弘久氏。

ACT 創業初始，「有無安全性更高的消毒液」這項課題始終盤旋在腦海，於我而言，佐野洋一氏所研發的生成方法是「唯一解答」。

其後，便在佐野弘久氏的協助下，全力投入研發「次氯酸水生成器（電解裝置）」。

利用這個裝置製造出來的次氯酸水，截然不同以往的次氯酸水，氯化鈉濃度跟自來水差不多，不易腐蝕金屬。

・雜質少、消毒效果持久（實驗結果：一個月後僅降低 8% 左右）

ACT 將此生成器命名爲「CLEAN・FINE」，透過「CLEAN・FINE」生成的「不含氯化鈉電解次氯酸水」則命名爲「CLEAN・REFRE」。

獲頒農林水產・食品產業技術振興協會會長獎

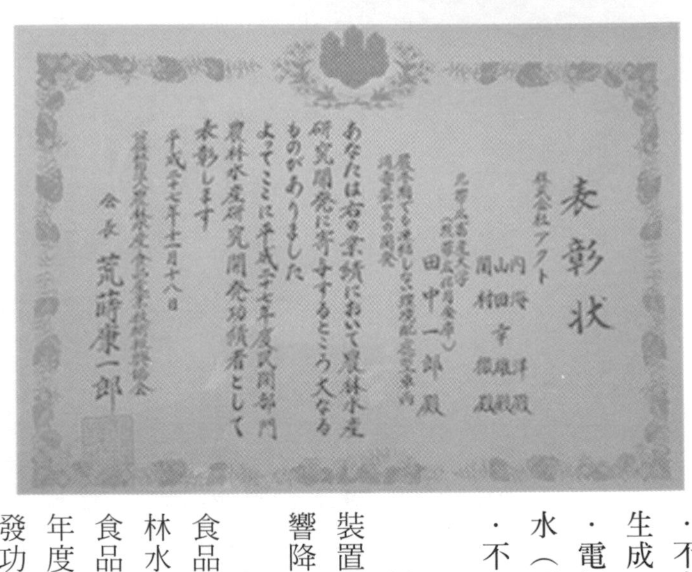

表彰状

株式会社アクト

田中一郎 殿

あなたは右の業績において農林水産研究開発に寄与するところ大なるものがありました

よってここに平成二十七年度民間部門農林水産研究開発功績者として表彰します

平成二十七年十一月十八日

公益社団法人農林水産・食品産業技術振興協会

会長 荒蒔康一郎

・不含氯化鈉電解次氯酸水係指「經電解生成、氯化鈉濃度極低的次氯酸水」

・電解……透過裝置進行電解製造次氯酸水（不含溶液及粉末）

・不含氯化鈉型…氯化鈉濃度極低

採用「CLEAN・REFRE」取代車輛消毒裝置的消毒藥劑，可將車體生鏽的負面影響降至最低。

ACT的車輛消毒裝置獲頒「農林水產・食品產業技術振興協會會長獎」，並在農林水產省暨公益社團法人——農林水產・食品產業技術振興協會主辦的「二〇一五年度（第16屆）民間部門農林水產研究開發功績者表彰」上獲頒表揚。

「CLEAN・REFRE」的生成器「CLEAN・FINE」

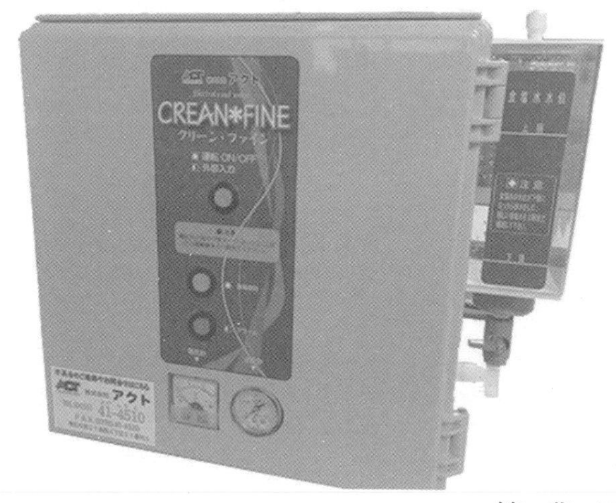

如今，不光是車輛消毒裝置，「CLEAN・REFRE」廣泛應用於各領域，如家畜圍舍、農作物、食品、工廠、保育設施、照護中心等的洗淨、除菌作業。

不光是農業設施，廣泛應用於各大領域
如居家、辦公室、工廠等

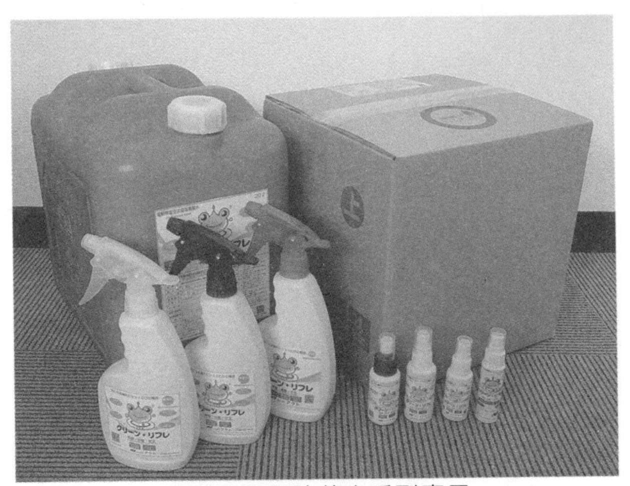

亞淨透電解除菌水系列產品

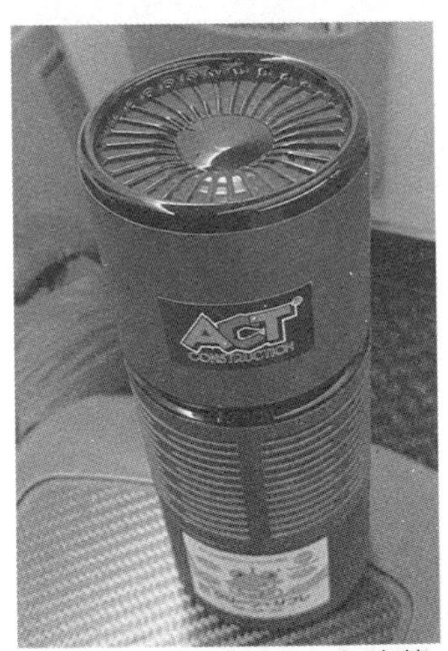

飛機上、車上皆可安全除菌

第四章　為何次氯酸水能兼顧安全性與有效性？

兼顧「安全性」與「有效性」入嘴無害的除菌水

俗話有云：「顧此失彼兩頭空。」同時要抓兩隻兔子，結果兩隻都抓不到，過於貪心的下場就是兩邊都落空，不得不半途而廢。

我在農業設施這領域持續追逐著兩隻兔子，那就是「安全性」與「有效性」。

爲防治病蟲、害蟲、雜草孳生影響收穫，勢必得用到農藥和消毒藥劑，但這兩樣東西都有很強的毒性，會汙染環境，使用後效果只能維持一段時日。

對 ACT 而言，「農業 = 性命」，無論消毒除菌效果有多好，都不能拿來當藉口犧牲掉安全性這部分。我常在思索，該如何兼顧安全性與消毒除菌效果，創造出一個完美的「組合」。

「CLEAN．REFRE」（不含氯化鈉的電解次氯酸水）恰是解決這項難題的除菌水，同時兼顧安全性與有效性。

「CLEAN．REFRE」的概念如下：

「入嘴亦無害」

「用可飲用的水來除菌」（不是飲料，但不小心喝了不會有問題）

如前述，一般普羅大眾對次氯酸水有所誤解，覺得它不能殺死新冠肺炎病毒，但其實是錯誤認知，之所以會有這樣的錯誤理解，全是因爲市面上有太多仿冒品。

首先我要提的是，市面上仿冒品不計其數，假次氯酸水之名誤導消費者，因爲不是眞正的次氯酸水，效果令人質疑也就不足爲奇。（參閱 NITE 的報告）

「次氯酸水」這個名稱過於廣義且被濫用，輸入關鍵字詞搜尋，跳出來琳瑯滿目各式商品，而這些商品多半是亂七八糟的商品，其成分、效能及安全性皆無佐以科學實證，教人看了忍不住歪脖子心生納悶。

ACT所販售的「CLEAN．REFRE」是不含氯化鈉電解次氯酸水，本於義務有必要向大家說明清楚。

本章節將會盡可能簡單說明：

「何謂次氯酸水？」

「爲何次氯酸水既安全又有效？」

關於指定為食品添加物的次氯酸水

次氯酸原是用於人體的物質。

我們所攝取的「鹽」在人體內分別以「鈉」與「氯離子」的型態存在。

溶於血液的「氯離子」有兩大作用。

①化爲胃酸，可對細胞進行消毒

在胃裡消化食物並進行殺菌。

②去除自外部入侵的異物

我們體內的嗜中性球（白血球的一種）會製造釋放出次氯酸，用來攻擊細菌及病毒等致病原。

次氯酸水源自次氯酸，日復一日在我們體內活躍著。

人工打造的次氯酸即是次氯酸水。

如同食鹽溶於水後叫食鹽水般，次氯酸水乃是微量次氯酸溶於水。

可用來當作食品添加物的次氯酸水有明確規範。

①經由電解製造

②pH值介於2.2～7.5

③含氯濃度10～100ppm

以上是可用來作爲食品添加物（殺菌劑）的次氯酸水規範。

未符上述規範者，不是眞正的次氯酸水。

接著，要跟大家說明的是混合兩種液體及粉末製造出來的次氯酸水（二氯異氰酸鈉），不是眞正的次氯酸水。

・**次氯酸水（電解法）**

用專用裝置電解氯化鈉水溶液或鹽酸的方法。

用這個方法製造出來的是次氯酸水。

・**兩種液體混合法**

經核可用來當作食品添加物的次氯酸水必須是透過「**電解法**」製造而成。

經厚生勞働省定義如下：

「以食鹽水或鹽酸經電解所得次氯酸為主成分的水溶液」（pH值與有效含氯濃度限一定範圍內）

利用兩種液體混合法製造的水溶液會產生化學反應，**不能當作食品添加物販賣**。（利用兩種液體混合法生成未標示「食品添加物」的商品是山寨版。）

「將食品添加物的次氯酸鈉與鹽酸或檸檬酸等事先混合製成水溶液，由於該水溶液會產生化學反應，不符添加物製劑標準，故不得販賣。」

（食安基發第 0825001 號）

・食品添加物

食品衛生法定義如下：

「『食品添加物』係指，食品製造過程中或食品的加工及保存爲目的，採用添加、混和等方式，添加、混入食品中的物質。」

透過科學手法評估安全性與有效性，經厚生勞動大臣認可後，才能當作食品添加物來使用。

兩種液體混合法與電解法截然不同，然而「未詳載生成方法及原料」、「危險性高的藥劑經稀釋後變成近似次氯酸水的液體」陸續上市。

曾有過一段時日，因採用「兩種液體混合法」製成的次氯酸水不具安全性與有效性，未經科學實證的「假貨」魚目混珠上市販售，導致「次氯酸無效」這類否定意見甚囂塵上，而近年來消費者聽已舉發過兩次，多達數十件的案例。

次氯酸水其條件有明文規範

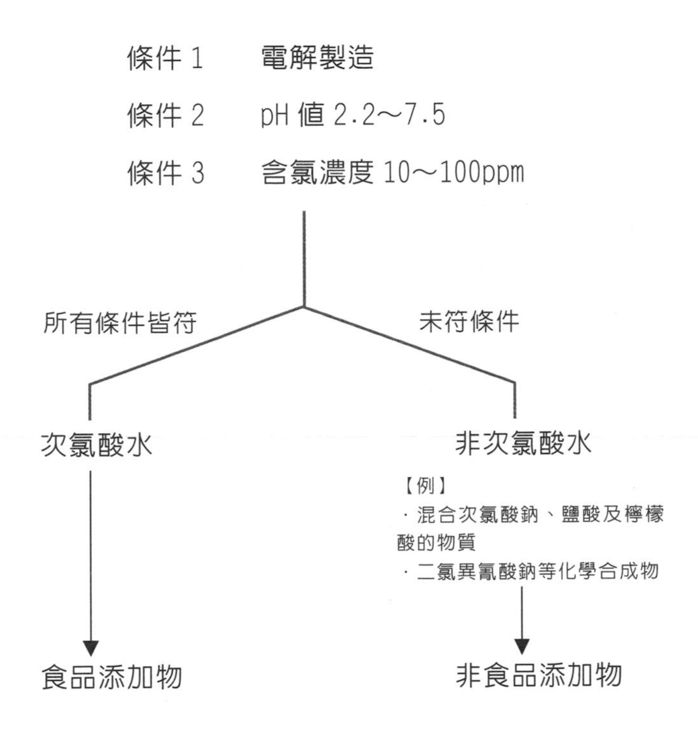

次氯酸水生成器分三種類

經厚生勞働省指定可用來當作食品添加物的次氯酸水，規定一定要是「食鹽經電解後生成之物」。

次氯酸水生成器（電解裝置）有三種：

・一室型……無隔膜（電解專用膜）
・二室型……有一層隔膜和兩個電解槽（執行電解的容器）
・三室型……有兩層隔膜和三個電解槽

「室」係指電解槽，單一槽叫「一室型」，電解槽一分爲二稱「二室型」，一分爲三則是「三室型」。

ACT的「CLEAN·FINE」（次氯酸水生成器）爲三室型。

・一室型與二室型

……用來生成電解水的材料氯化鈉殘留在次氯酸水中（易生鏽）、產生氯氣。

一室型的次氯酸水於生成後，經過數小時後有效含氯濃度淡化，效果無法持久。

二室型生成的次氯酸水因有效含氯濃度下降，經實驗證實，過三十天後有效含氯濃度歸零。

・三室型

……生成的次氯酸水中食鹽含量極少，幾乎沒有雜質，氯氣產生微乎其微，無危險性，不易生鏽。

經實驗證實，「CLEAN · REFRE」經三十天後，有效含氯濃度只降低 8% 左右，可長期保存，相較一室型及二室型，有效含氯濃度不易降低，悉心保存可放數個月，除菌效果佳。

ACT 的「CLEAN · REFRE」乃是利用三室型電解法製造而成，爲不含氯化鈉電解次氯酸水，與僞次氯酸水截然不同，譬如用兩種液體混合法及粉末製成的非電解生成商品，而這類非電解生成的商品不能稱之爲「次氯酸水」，其製造方法及成分等皆標示不明。

利用電解法生成的次氯酸水具有明確規範值得信賴，而利用電解法生成的次氯酸水中，三室型的品質最爲優異——這是我們 ACT 的想法！

次氯酸水生成器的種類與三室型的 pH 值

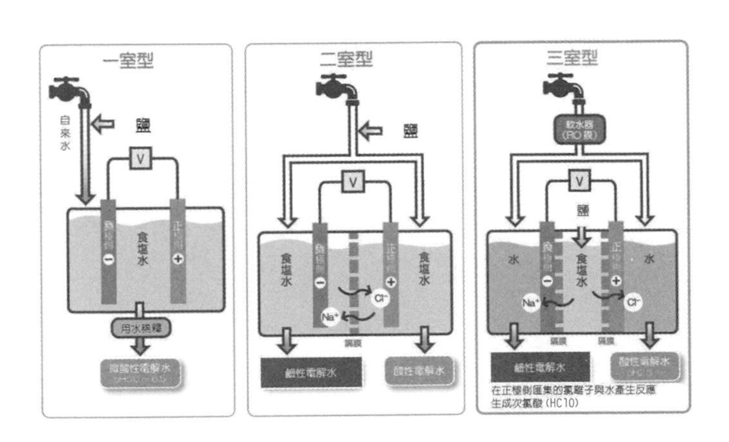

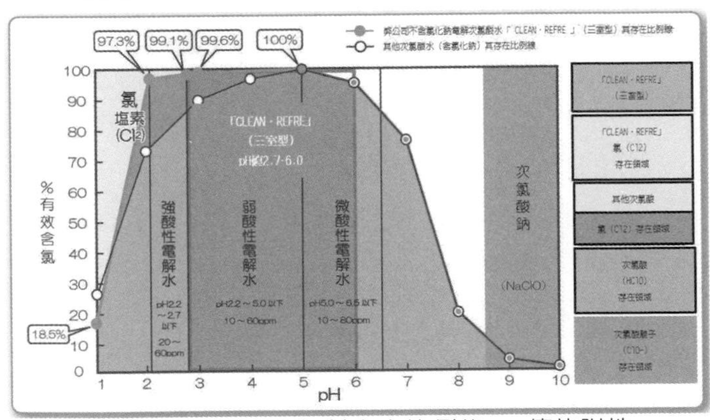

生成次氯酸（HClO）其存在比例的 pH 值依附性

不買來路不明的次氯酸水，未標示製造方法、原料、成分

市面上有很多商品是假「次氯酸水」之名大行販售之實，製造方法及生成器結構未盡相同，甚至還有商品添加多餘成分，魚目混珠濫竽充數。

使用次氯酸水，要先確認是可信賴的公司，透過電解法製造而成，且有效含氯濃度符合現行法規範，商品有明確標示等。

二〇二〇年12月知名電商所販售的「7項次氯酸水商品」其有效含氯濃度遠較其標示的數值來得低，當中還有趨近於零的品項，經檢驗之後發現根本沒有含氯，因違反商品標示，遭勒令強制下架。

爲避免上當買到仿冒品，選購「次氯酸水」請注意以下各點：

【次氯酸水的選購方法】

‧不要搞錯「次氯酸水」與「次氯酸鈉」

次氯酸鈉與次氯酸水截然不同，即便加水稀釋也不會變成次氯酸水（後詳述）。

‧透過電解法製造而成

經厚生勞働省核准可當作食品添加物的次氯酸水，一定要是透過電解生成。作為食品添加物的次氯酸水其安全性應符以下標準：

兩種液體混合法生成的次氯酸水（正確來說，不能稱之為「次氯酸水」），當中也是有經實驗證明安全性與效果，但一般來說濃度都不是很高繼而影響效果，為製造出濃度較高的次氯酸水而調高濃度，一旦超過 100ppm 細胞會受到損傷，有害健康，也導致手部肌膚變得乾燥粗糙。

透過電解法生成的次氯酸水，有效含氯濃度介於 10～100ppm，經過無數實驗證明，兼具安全與效果，可安心使用。

・**原料記載**

電解所需原料爲「鹽（食鹽・氯化鈉）」與「水」，如原料記載是「次氯酸鈉」及「稀釋鹽酸」，那就不是可用來當作食品添加物的次氯酸水。

・**濃度記載**

未註記濃度的次氯酸水，無法確認安全性，不要選購。

・**標明使用期限（保存期限）、製造日期**

透過電解法生成的次氯酸水其使用期限（保存期限）爲三至六個月。

・**存放在具遮光性的容器**

次氯酸水一碰到紫外線很快會劣化，如果是透明包裝的容器，效果很快會變差，要選購存放在具遮光性容器（不透光容器）的次氯酸水。

不含氯化鈉的電解次氯酸水「CLEAN・REFRE」之特徵

【優點】

・鹽分含量極少
・除菌力強、可對抗各類細菌及病毒
・較無氯臭味
・不會製造耐性菌菌體
・有效對抗超級病菌如 MRSA（耐甲氧西林金黃色葡萄球菌）
・殘留物微乎其微
・不會滲入傷口
・符合作為食品添加物的次氯酸水規範
・對農作物、人畜、水產植物皆無害
・使用後還原變回水友善環境
・輕鬆調製、廢棄物容易處理
・強效除臭
・不小心沾到眼睛、喝下肚也不會有問題
・原料為水與鹽，經濟又實惠

【缺點】

・怕紫外線
・一接觸有機物馬上不活化（變回水）
・擴大表面積會加速不活化
・即使存放在陰涼處，一個月後有效含氯減少８％
・酸度高會腐蝕金屬
・鹼性高會使鋁變色（「CLEAN・REFRE」分為酸性、中性、鹼性）

次氯酸水與次氯酸鈉為截然不同之物

乍聽之下，「次氯酸鈉」與「次氯酸水」頗爲相似，都叫「次氯酸」，容易誤導民眾，以爲是相同之物，其實截然不同。

雖說都是用氯來除菌，但濃度及穩定性皆大不相同。

次氯酸鈉主要是用在氯系漂白劑（例如：BLEACH、HAITER），相較次氯酸水，次氯酸鈉的pH值較高（強鹼），除菌機制也完全不同。

所謂的pH值係指酸鹼性指標，用來標示該液體爲酸性還是鹼性。pH值7爲中性、低於7偏酸，高於7則偏鹼。

・次氯酸鈉

……pH值高，爲強鹼。

・次氯酸水

……相較次氯酸鈉，pH值偏低（強酸性・弱酸性・微酸性），一般來說pH值介於2.2～7.5。

【參考】

・自來水的pH值……5.8～8.6

・健康人體肌膚的pH值……4.5～6.0

舉例來說，鹼性香皀洗淨力強，可有效去汙，但人體肌膚是弱酸性，如使用鹼性香皀，對人體肌膚會造成強烈刺激。

次氯酸鈉是強鹼性，必須謹慎使用。

對皮膚及黏膜造成刺激，可用於溶解蛋白質，但不能直接用在人體如消毒手指等。

・使用之際應配戴口罩及手套

・依據使用目的加以稀釋後才能使用

像是 BLEACH、HAITER 這類商品都有明確標示，提醒民眾使用時要留意以下各點：

「不能混用！危險！」

「要戴廚房專用手套！」

「需留意不要沾到眼睛！」

「注意有害氯氣排放危險！」

「皮膚刺激！」

「有效含氯濃度」係指可有效發揮作用的氯濃度，就這部分而言，次氯酸水與次氯酸鈉亦未盡相同。

氯濃度標示單位爲「ppm」。

將以次氯酸鈉爲主要成分的氯系漂白劑加水稀釋後使用，可有效發揮的濃度約「1000ppm」或者更高，經實驗證明對諾羅病毒可達近100%之除菌效果。

這樣高濃度固然可強效除菌、漂白，卻也會帶來強烈刺激，就其安全性應多加留意。

其次是氯臭問題。

次氯酸水的有效含氯濃度爲「10～100ppm」，經實驗證明，在未含有過多有機物的環境，僅「20ppm」即可對諾羅病毒發揮接近100%的效果。

低濃度且對肌膚無刺激，較爲安全。

換言之，就對付諾羅病毒來看，次氯酸鈉1000ppm與次氯酸水20ppm具備同等效果。

濃度不用太高也能發揮殺菌效果，五十分之一的濃度即可有效殺菌。

再來看新冠肺炎病毒，「含氯濃度超過 35ppm」時可使病毒不活化，符合這項條件才是有效除菌。

・次氯酸鈉

……強鹼性、高濃度，可長期保存，但使用上要很小心。

・次氯酸水

……酸性、低濃度即可有效發揮作用。如自來水般便於使用，但不易長期保存。

可上厚生勞動省・經濟產業省・消費者廳官網查詢「關於新冠肺炎的消毒除菌方法」頁面，有詳列次氯酸水與次氯酸鈉的差異。

「次氯酸鈉」與「次氯酸水」名稱相近，卻是截然不同的兩種物質，請大家不要搞混。

「次氯酸鈉」爲鹼性，具氧化作用，在未稀釋狀態下可長期保存。（例如：BLEACH、HAITER）

相較「次氯酸鈉」，「次氯酸水」爲酸性且較不穩定，會在短時間內起氧化作用，但效果會因保存狀態不同而有所變化。（引用：關於「次氯酸鈉」與「次氯酸水」）

不含氯化鈉的電解次氯酸水「CLEAN．REFRE」，遵守「密封狀態下存放於陰暗處」此一條件時，即可保存數個月。

次氯酸鈉再怎麼稀釋都無法變成次氯酸水

以次氯酸鈉爲主要成分的氯系漂白劑（例如：BLEACH、HAITER）即使稀釋，或是混合其他成分，也不會變成次氯酸水。

加水稀釋的次氯酸鈉不是次氯酸水，而是次氯酸鈉水溶液，所謂的水溶液係指物質溶於水而成的液體。

「HAITER」、「廚房專用 HAITER」是花王公司的產品。花王官網的「產品 Q&A」頁面有明確記載，強調「HAITER」、「廚房專用 HAITER」無法製成次氯酸水。

「次氯酸水」是除菌劑的一種，透過電解鹽酸或氯化鈉所得之水溶液，以次氯酸爲主要成分。液體爲酸性，可按用途調整爲微酸、弱酸、強酸等。

「HAITER」、「廚房專用 HAITER」是氯系漂白劑，爲強鹼性液體，以次氯酸鈉爲主要成分。

無論成分還是液體性質皆與「次氯酸水」不同，即便將這些產品稀釋，或是混入其他成分，也無法製成「次氯酸水」。

「HAITER」、「廚房專用 HAITER」的稀釋液及混合其他成分的液體，無法取代「次氯酸水」，錯誤使用恐會引發問題。

（引用：花王株式會社官網「產品 Q&A」頁面所載「HAITER」、「廚房專用 HAITER」可製成次氯酸水嗎？）

次氯酸水的優缺點

透過電解法所得次氯酸水具強效除菌力，也可當作食品添加物使用。既安全又可強效除菌，但不是說完全沒缺點，使用時還是要注意。

次氯酸水的優缺點如下所列：

【次氯酸水的優缺點】

◎優點

．對絕大多數的病毒與細菌皆有效。（據產品評估技術基盤機構所發表的資料指出：「在有效含氯濃度超過 35ppm 的次氯酸水中浸泡超過 20 秒，可有效對付新冠肺炎病毒。」）

・對人體是安全的（符合作爲食品添加物標準的次氯酸水，通過各種毒性測試及刺激性檢測，證實對人體無害）。
・手部肌膚不易變粗糙，可當是自來水輕鬆使用。
・不殘留、不會囤積在生物體內。
・作用後迅速分解，對環境無害。
・僅有微量氯臭、些許難聞氣味。
・不易腐蝕金屬（特別是三室型生成器製成的次氯酸水）。
・迥異於抗生素，不會使病菌產生耐性（持續使用抗生素會產生抗藥性，具備抗藥性的病菌稱之爲「耐性菌」）。

◎**缺點**

次氯酸爲不穩定物質，不耐高溫及強光照射，若不好好保存，有效成分會分解。

・有「使用期限」，不使用時要放入密閉容器，存放在陰暗處。

（保管秘訣在於：將要使用的次氯酸水放進不透光密閉容器中，避免陽光直射，並存放在陰涼處。品質良好（無添加多餘成分）的次氯酸水，放入密閉容器，存放在陰暗處（約 10℃），經過一個月後效果降 8%。根據敝公司實際測試，「放入透明容器並持續照射陽光」時，只可保持 1～2 天的效力。）

・有效含氯濃度越高，除菌力越強，同時對肌膚造成的刺激也會跟著變強。（次氯酸水應低於 100ppm，超過這個數值就不是次氯酸水。）

・用次氯酸水除菌時，需先將有機物或頑強油汙去除，過多的有機物會影響次氯酸水的除菌效果，但若非頑強油汙，洗淨時也可使用鹼性電解水進行。

幾乎所有的病菌皆可消除，對人體無負面影響的「CLEAN・REFRE」

ACT的「CLEAN・REFRE」爲透過三室型次氯酸水生成器「CLEAN・FINE」電解食鹽水所得之「酸性電解水」（不含氯化鈉的電解次氯酸水）。

【「CLEAN・REFRE」的特徵】

・「CLEAN・REFRE」的有效含氯濃度爲「35～60ppm」，pH值爲「2.7～5」這個數值等同經厚生勞働省指定，可作爲食品添加物的「弱酸性次氯酸水」，對皮膚造成的刺激相對較少，安全性較高。

氯濃度約50ppm可直接用來清洗人的皮膚（如手等）。

與酒精及皀鹼等普通消毒藥劑比較，「CLEAN．REFRE」幾乎不帶刺激性。

・儘管有效含氯濃度低，卻可對細菌及病毒等微生物造成致命一擊。「CLEAN．REFRE」有效含氯濃度只有 30ppm，卻可減少病毒孳生。

・不會引發鹽害，使金屬生鏽等。

・撇開 pH 值與有效含氯濃度不說，符合飲用水水質標準，不小心喝下肚也不會有問題，非常安全。

・迥異於酒精及次氯酸鈉，可應用於氣化式加濕器也沒關係。

ACT 跟各大學及研究機構合作，針對家畜傳染病進行實驗，證實可有效防治病毒造成危害。如：口蹄疫、禽流感、PED、豬瘟（豬霍亂）、禽分枝桿菌亞種副結核菌、肺炎黴漿菌等。

除跟外界合作進行研究外，針對無數種致病原，ACT 更獨自進行相關檢測（請參考表「次氯酸水其效果經實驗證明」）。

並與帶廣畜產大學合作，針對新冠肺炎病毒進行研究，經實驗證明確實有效，並在國際性雜誌發表研究成果。

不光是農業施設，廣泛應用在各種設施的「CLEAN・REFRE」

「CLEAN・REFRE」廣泛應用在各大領域，如補習班、教室、居家空間除菌、農作物噴灑藥劑、家畜及圍舍噴灑藥劑、食品加工廠內清洗食品及機械、器具的除菌作業等。

【引進案例①】

廣尾町立廣尾中學（北海道廣尾町／松橋達美校長）

該校在國內延齡草最大規模的生長棲地實施環境教學等，致力推動北海道地區的環保。

◎引進「CLEAN・REFRE」的經過

松橋校長說明如下：

差不多是二〇一三年的時候，我任職於帶廣市內的學校，當時內海董事長前來拜訪，說是有加濕器可對付各種病毒，使用的是「次氯酸水」。學校每年都會爲了如何防範流感頭疼不已，在各間教室擺放加濕器，由學生負責輪流加水，可是光靠水來加濕無法全面防堵病毒，一旦流感肆虐，教室內又會陸續傳出孩子得流感，永遠沒完沒了，於是我們就想，有沒有更好的方法可有效預防？最後就引進了「CLEAN・REFRE」。

◎引進「CLEAN・REFRE」後的變化

接著松橋校長又說：

最早因接二連三傳出學生得流感，先是在三年級的教室設置加濕器，當初沒料到會有這麼大變化，單純就是想說放著試試，直到班導提出，覺得今年得流感的孩子沒那麼多，心想是流感今年沒發威，雖然我們只有在三年級教室擺放加濕器，可其他年級的孩子似乎也受到了影響，得流感的人數相較往年低很多，鄰近的小學傳出孩子得流感時，我們也都只是想說那些孩子應是在家感染，沒想過會是在學校，到後來**整個市陸續傳出有學校因流感停課，我們學校卻絲毫不受影響如常上課**。

如今，我們在校門入口擺放加濕器，全面防堵新冠肺炎，目前町內尚未傳出有確診案例，無法斬釘截說一定有效，但基於之前防堵流感的經驗，我們非常期待「CLEAN・REFRE」能夠適時派上用場。

【引進案例②】

株式會社道東接骨院（北海道帶廣市／小岩盛秋董事長）

道東接骨院集團為提供地區性醫療（以北海道・十勝為主）的接骨院。運用長年站在治療第一線所累績的經驗，獨家研發「骨盤矯正」、「EMS療法」、「整脊骨療法」等系統，多方嘗試進行身體方面的各項治療。

◎引進「CLEAN・REFRE」的經過

小岩代表如是說明：

來我們接骨院多爲長者，秋冬之際要特別當心，以防這些長者來院後感冒或是得流感。

本集團在引進「CLEAN．REFRE」前，主要是透過擺放加濕器及空氣清淨機來防範，勤加宣導多洗手、勤消毒等。自新冠肺炎爆發以來，爲全面防堵避免出現確診案例，我們決定引進「CLEAN．REFRE」。

◎引進「CLEAN．REFRE」後的變化

患者看到「CLEAN．REFRE」在「噴灑」自然就安心了，覺得我們防疫做得很好，可以放心來院接受治療，並大讚沒有難聞的氣味，透過「CLEAN．REFRE」讓患者看見我們對安全性的用心。

以往都是用酒精消毒相關器材，來消毒病床等，但酒精很容易會傷到這些器材，改用「CLEAN．REFRE」後，不只解決損傷器材的問題，還可有效除菌。

藉由引進「CLEAN．REFRE」防範新冠肺炎，帶領員工落實防疫。

【引進案例③】

NEW 阿寒飯店（位於北海道釧路市，新妻英司經理人）

蓋在北海道阿寒湖畔的溫泉度假旅館，大受歡迎的露天 SPA，可享受 SPA 與觀賞湖面融合爲一。

◎引進「CLEAN・REFRE」的經過

新妻經理人說明如下：

本館一直都有落實防疫，之前是諾羅病毒，現在是新冠肺炎，終於讓我們找到可一舉殲滅兩種病毒的消毒液，所以就引進了「CLEAN・REFRE」。

◎引進「CLEAN・REFRE」後的變化

新妻經理人說明如下：

在大廳入口（腳踏式自動噴霧）、櫃台、會議室、辦公室等擺放加濕器，確保客戶安全，可放心入住本旅館。客戶多給予好評，認爲我們防疫做得很好。

【引進案例④】

眞和樂器株式會社（位在愛知縣犬山市，河上道明董事長）

眞和樂器株式會社作爲YAMAHA特約店於一九六五年創立，從事YAMAHA音樂教室、YAMAHA英語教室、鋼琴教室、中古鋼琴收購及進出口事業等。

展示30台YAMAHA鋼琴、鍵盤樂器等，是當地規模最大的鋼琴展示間，收藏擺放一萬冊的樂譜。

◎引進「CLEAN・REFRE」的經過

河上董事長如是說明：

疫情期間（新冠肺炎），最初三個月音樂教室採自主防疫停課，當中剛好看到ACT的影片，我們深信「CLEAN・REFRE」可有效對付病毒，復課後最先考量到是防疫做得夠不夠完善，像是消毒手指、樂器的擦拭清潔及室內通風等，爲了孩子們的健康安全著想，決定引進「CLEAN・REFRE」。

◎引進「CLEAN・REFRE」後的變化

開始噴灑時曾對次氯酸水的安全性抱持質疑，不確定能不能噴灑於空氣中，後來看到一則報導，推薦可用來噴灑人體，內海董事長再三保證對人體沒有負面影響，所以我們就繼續使用。

客戶也是會問「這樣噴灑沒問題嗎？」

這時候我們就會跟客戶解釋，市面上有太多仿冒品濫竽充數，而「CLEAN・REFRE」跟那些仿冒品不一樣，然後進一步說明「次氯酸水」與「次氯酸鈉水溶液」有何不同。

經第三方檢驗把關，帶廣畜產大學的研究報告更指出，這是可安心使用的次氯酸水。

敝公司目前在21間教室內使用「CLEAN・REFRE」進行空間除菌。

多虧有「CLEAN・REFRE」幫忙落實防疫，本教室目前仍是零確診！

【引進案例⑤】

某牙科（位於北海道，某院長）

該牙科院所致力於「淺顯易懂的治療說明」與「無痛治療」。

◎引進「CLEAN・REFRE」的經過

據該院長表示：

消毒用酒精缺貨，急需可用於醫療器材的消毒液（因普通酒精會損傷器材且具危險性），在努力尋找替代品的過程中，恰好發現「CLEAN・REFRE」。

◎引進「CLEAN・REFRE」後的變化

當眞是價廉物美，相較酒精便宜，並可大量使用，且不會對塑膠產品造成損傷，優點不計其數。相當安全，患者多給予好評，員工也很滿意。

【引進案例⑥】

株式會社日商 GURABIA 印刷（位於千葉縣八千代市，山下博正董事長）

從事軟性包裝資材的製造、販售橫跨半個世紀，凹版印刷周邊機器都是靠自己研發，對業界發展有所貢獻。

◎引進「CLEAN・REFRE」的經過

據山下董事長表示：

一開始是爲對付諾羅病毒引進「CLEAN・REFRE」，聽說諾羅病毒有很強的抗藥性，用酒精效果不是很好，早期都是用酸性消毒液，但其成分過於刺激，不宜直接用在人體，如消毒手指等。現在我們就是用「CLEAN・REFRE」當作消毒液，可有效防堵各式病毒，對人體也很溫和。

◎引進「CLEAN・REFRE」後的變化

據山下董事長表示：

主要是針對人員頻繁出入的空間進行噴灑作業，兼具除臭效果，像是工廠入口、換鞋子的地方，流感傳染力很強，只要有人中很容易會傳染給其他員工，我與家人們也都一起落實防疫，出門前先噴一下「CLEAN・REFRE」，自新冠肺炎爆發以來，過了一年到現在還是零確診。

並配合加濕器使用，可達到**清淨空氣的作用**，過濾掉吸入肺部的髒空氣，轉爲乾淨且新鮮的空氣，**令人感到放心**。

各種場合皆可有效預防感染

道東接骨院

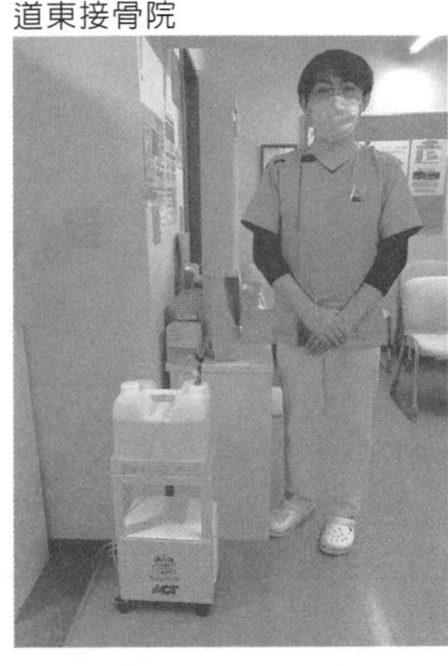

NEW 阿寒飯店

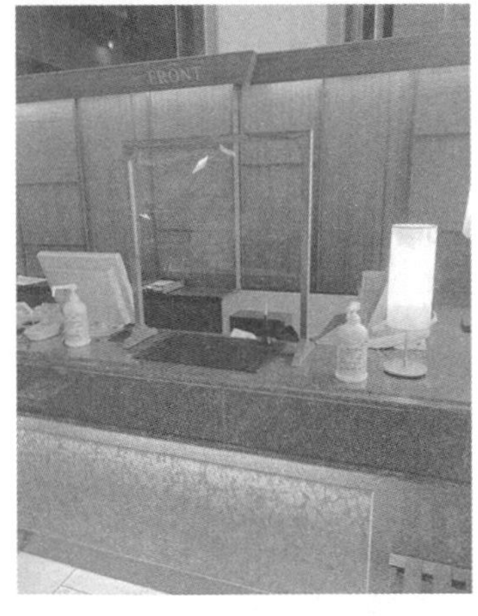

噴灑次氯酸水於空氣中是否安全？

新冠肺炎疫情（COVID-19）擴大蔓延，噴灑次氯酸水於空氣中的安全性廣受討論。

「調高室內濕度」可有效防堵新冠肺炎病毒及流感病毒。濕度過低，易增加飛沫傳染機率，反之，提高濕度，可抑制飛沫傳染。總之，將**濕度保持**在 40～60%，有助打造「病毒難以生存的空間」。以保濕爲目的，將水進行噴灑時，不會有人持反對意見。

那麼噴灑「次氯酸水」呢？

次氯酸水用水稀釋可降低有效含氯濃度。

假設將有效含氯濃度爲 60ppm 的次氯酸水噴灑在空氣中對人體有害，那麼含氯濃度究竟該降到多少才是無害呢？要稀釋到對人體無害又能除菌？

此問題迄今尚無明確解答，就是因爲大家都弄不清楚狀況，才會這樣眾說紛云。

「因爲不清楚怎樣是有害怎樣是無害，所以還是不要使用較爲安全」有人是這樣想的，但也有人認爲「更加危險的病毒在一旁虎視眈眈，還是用了較安全吧」……

這類問題層出不窮，促使我開始思索現今能做的事，就是盡早收集值得信賴的數據，正確判斷效果與危險性。（ACT 與大學等研究機構合作，持續針對這部分的安全性進行相關研究）。

「對人體無害且對病毒有效」的次氯酸水，如能究明其濃度範圍與噴灑劑量及方法，應可避免擴大感染。

世界衛生組織（WHO）對新冠肺炎病毒提出的見解中，有此警語：「消毒藥劑噴灑於空氣中會有危險」，但**此處所言消毒藥劑非指次氯酸水，而是其他普通消毒藥水**。

WHO 並未篤定言明噴灑次氯酸水具危險性。

再來看安全性與有效性的相關背書，ACT 在內部的「未來研究所」進行實驗，使用 ACT 的氣化式加濕器進行空間除菌，發現整個室內空間飄散於空氣中的浮游菌也會減少，也因病毒及細菌多存在於固體表面，我們想要證實 ACT 所認爲的「在進行空間除菌的同時，也一併對物體表面進行除菌」想法沒錯。

因此，我們實驗利用氣化式加濕器噴灑「CLEAN・REFRE」，空間方面的除菌自是不用多說，就連物體表面的細菌，在運轉三十分鐘的情況下，除菌效果高達 96％。

再者，就氯氣安全標準來看，日本產業衛生學會按勞働安全衛生法所釐訂的容許濃度爲 0.5ppm（500ppb），而使用「CLEAN・REFRE」噴灑於空氣中，氯氣濃度介於 0.1ppm（100ppb）~0.12ppm（120ppb）之間，遠較安全標準來得低。

如上述這般，皆可證明在人多的地方噴灑「CLEAN‧REFRE」進行空間除菌非常安全且有效。

往後，我們會繼續跟大學及公家機關配合，進行相關研究，打算發表在疫情下安全生活的標準。

光是靠空氣濾清機，不足以應付空氣中的病毒，爲防堵流感病毒，ACT 自二〇一二年起開始推廣使用「CLEAN‧REFRE」做空間除菌（可將次氯酸水噴灑於空氣中的氣化式加濕器），並獲極大迴響，客戶多認爲透過氣化式加濕器，噴灑「CLEAN‧REFRE」進行空間除菌，極具安全性，可安心使用於設施。

而我們在導入此系統後，ACT 公司內部也已將近十年沒有員工感染流感。

金鶴食品製菓株式會社（位於埼玉縣八潮市，金鶴友昇董事長）持續噴灑「CLEAN‧REFRE」做空間除菌以防新冠肺炎。

金鶴食品製菓從事進口、加工、販售，專門引進世界各地的堅果及水果乾。

據金鶴董事長表示，當初新冠肺炎剛爆發時，一時手忙腳亂，只想趕快找到能用來做空間除菌的商品，奈何遍試各種商品效果都不是很好，也不知道怎樣的商品，適合做哪方面的除菌，總之先找到再說。

符合安全標準、用氣化式加濕器同時進行空間及物體表面的除菌作業

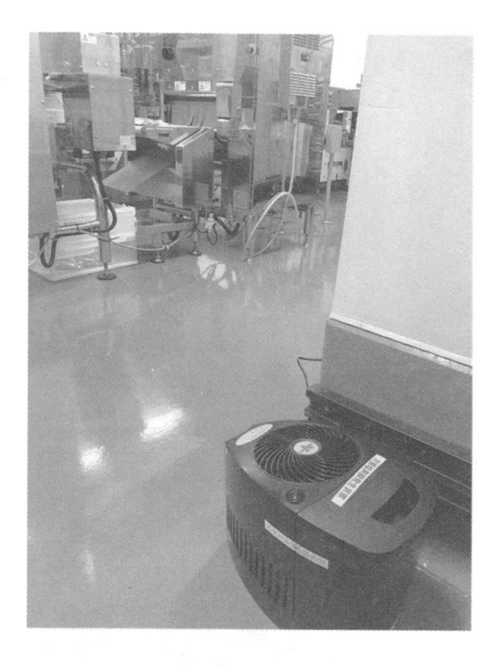

噴灑於空氣中的情況（影片）

適逢帶廣畜產大學公開發表實驗數據，詳細說明怎樣有效爲何安全，令人強烈感受到這項商品是值得信賴的，畢竟數據會說話，最具說服力。

金鶴董事長後來又表示：**「敝公司完全沒有發生群聚感染**，切身感受到「CLEAN．REFRE」這項商品的確很有效。」

株式會社「武藏野」負責人小山昇董事長也是使用「CLEAN．REFRE」噴灑於空氣中除菌，以強化公司內部的衛生。

同公司支援本部的曾我公太郎先生則強調引進「CLEAN．REFRE」的優點。

尚未引進「CLEAN．REFRE」那段時日，敝公司的防疫主要就是靠酒精來殺菌，使用「CLEAN．REFRE」進行空中除菌眞是一大優點，「CLEAN．REFRE」的**原料是水跟食鹽，對人體很溫和，比起酒精那類除菌藥劑，讓人更加放心使用。**

氯化式加濕器更是令人驚豔，噴灑於空氣中，打造安全的工作環境，可讓員工安心工作。

自引進「CLEAN．REFRE」以來，**敝公司從未發生過群聚感染，連流感都快絕跡了。**

資料集　為何「CLEAN・REFRE」既安全又有效？

ACT 已獲專利・商標註冊一覽表

已獲專利	
・車輛消毒裝置	11 件
・淨化槽	8 件
・家畜圍舍相關	4 件
・太陽能相關	3 件
・空間消毒	1 件
・其他	4 件
小計	31 件
申請中的專利案件	
・車輛消毒裝置	2 件
・淨化槽	9 件
・家畜圍舍相關	2 件
・太陽能相關	4 件
・空間消毒	4 件
・堆肥相關	2 件
・其他	11 件
小計	34 件
商標註冊	3 件
合計	68 件

何謂次氯酸水①

◎何謂次氯酸水？

大家可知「次氯酸水」？想必或多或少都有聽過，但不知究竟是什麼……，且容我在此跟大家介紹這個「次氯酸水」。

◆「次氯酸水」主成分是「次氯酸」

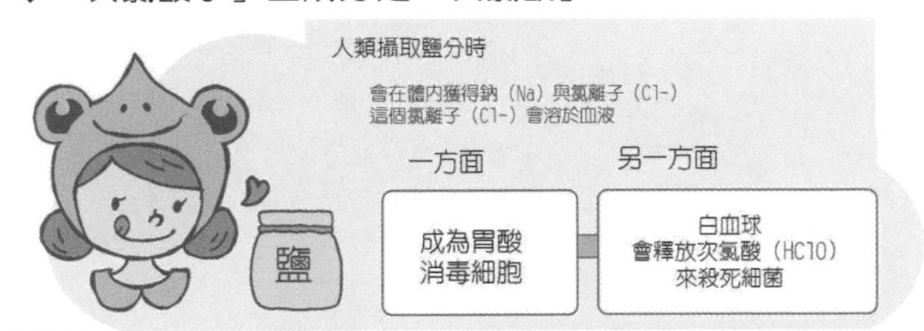

次氯酸（HClO）作為次氯酸水的主成分活躍於人體中，經由電解可生成次氯酸（HClO），並作為次氯酸水用在日常生活除菌。

◆次氯酸水的除菌結構

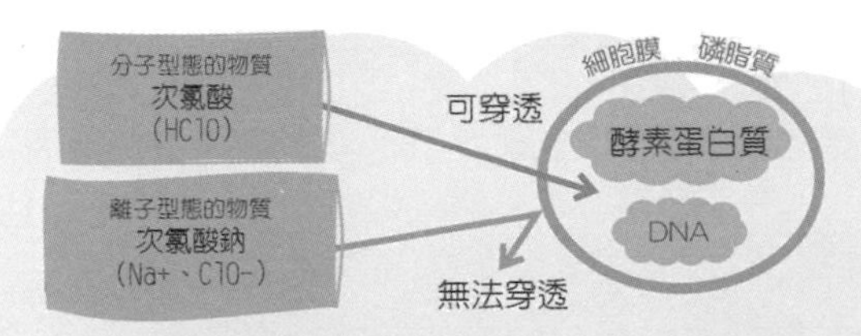

次氯酸（HClO）為分子型態的物質，可穿透微生物的細胞膜，也就是磷脂。

穿透後，藉由破壞細胞的酵素蛋白質與DNA結合，使基因停止活動。

反之，離子型態的物質，也就是次氯酸鈉（NaClO）無法穿透磷脂，無法到達細胞內部，無法進行根本性破壞。

換言之・・・

次氯酸水會破壞菌體細胞內部，所以持續使用不會出現耐性菌。

何謂次氯酸水②

◆可用來當作食品添加物的「次氯酸」

透過鹽酸（HCl）或氯化鈉（NaClO）水溶液專用的生成器，經電解後所得水溶液，有效含氯濃度及成分符合規範，可用來當作食品添加物（殺菌劑）的「次氯酸水」

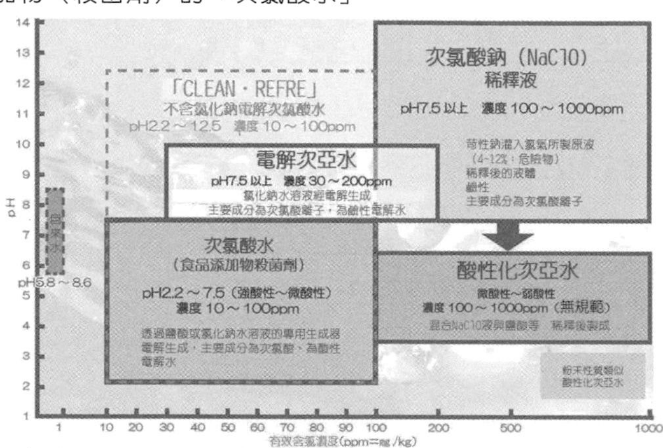

◆不符規範的「次氯酸水」

市面上很多商品都標榜是「次氯酸水」，但多數不符食品添加物標準（殺菌劑），易使民衆搞混。

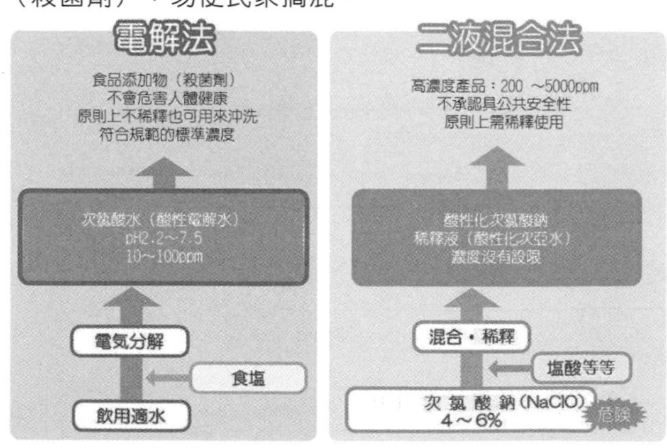

何謂次氯酸水③

「次氯酸水」是透過專用裝置電解所得食品添加物（殺菌劑），安全有保障。

「次氯酸」則是混合化合物生成的水溶液（兩種液體混合法），將高危險性成分調整其 pH 值稀釋後生成，近似次氯酸水，並非安全。有報告指出，會誘發肺炎、結膜炎等細胞障礙，用於人體非常危險。

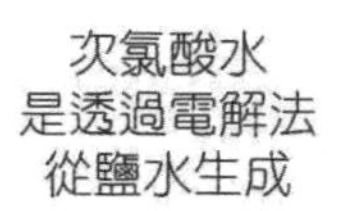

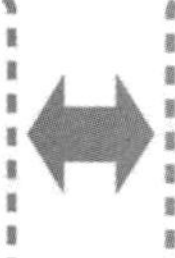

透過混合法
從高危險性藥劑
生成的化合物水溶液

哪個較安全不會危害身體健康一目了然

務必確認原料是否含化學成分

混合化合物生成的水溶液，會在水溶液中產生化學反應，不符添加物製劑標準，不得當作食品添加物（殺菌劑）的「次氯酸水」販賣。

◆舉例說明非食品添加物（殺菌劑）的化合物水溶液

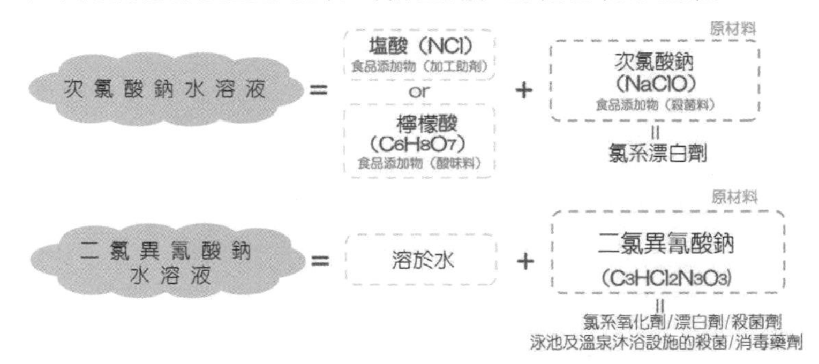

應確認對人體是否安全

根據最新驗證，這些化合物水溶液在除菌測試時，發現會引發細胞障礙，直接用於人體或動物如噴灑等，會對身體細胞產生不良影響，務必確認使用材料及製造方法等，取得正確資訊。

何謂次氯酸水④

◆「CLEAN · REFRE」的安全性

透過專用生成器「CLEAN · FINE」電解所得 ACT 的「CLEAN · REFRE」，進行水質檢查，報告指出符合自來水水質標準，換言之，對人體無害可安心殺菌，噴灑於空氣中。

水質檢驗報告書

No. A1911548 - 001
2020 年 1 月 28 日

株式会社 アクト　様

依頼者	株式会社 アクト　北海道帯広市大通南16丁目2番地2 アクトビルディング5F				
採水日時	2020 年 1 月 14 日　(11時00分)	受付年月日	2020 年 1 月 16 日	種別	電解水
採水場所名（水道名等）	アクトビルディング　電解装置				
採水者	（所属）株式会社 アクト				
天候	前日　晴　当日　晴	採水時の温度	気温 -4.0 ℃　水温 7 ℃		

貴依頼の試料についての検査の結果を次のとおり報告します。

検査項目	単位	検査結果	水質基準	検査項目	単位	検査結果	水質基準
一般細菌	CFU/mL	1	100 以下	トリクロロ酢酸	mg/L	0.003	0.03 以下
大腸菌	—	不検出	検出されないこと	ブロモジクロロメタン	mg/L	0.001	0.03 以下
カドミウム及びその化合物	mg/L	0.0003 未満	0.003 以下	ブロモホルム	mg/L	0.001 未満	0.09 以下
水銀及びその化合物	mg/L	0.00005 未満	0.0005 以下	ホルムアルデヒド	mg/L	0.008 未満	0.08 以下
セレン及びその化合物	mg/L	0.001 未満	0.01 以下	亜鉛及びその化合物	mg/L	0.011	1.0 以下
鉛及びその化合物	mg/L	0.001 未満	0.01 以下	アルミニウム及びその化合物	mg/L	0.005 未満	0.2 以下
ヒ素及びその化合物	mg/L	0.001 未満	0.01 以下	鉄及びその化合物	mg/L	0.005 未満	0.3 以下
六価クロム化合物	mg/L	0.002 未満	0.05 以下	銅及びその化合物	mg/L	0.005 未満	1.0 以下
亜硝酸態窒素	mg/L	0.004 未満	0.04 以下	ナトリウム及びその化合物	mg/L	40	200 以下
シアン化物イオン及び塩化シアン	mg/L	0.001 未満	0.01 以下	マンガン及びその化合物	mg/L	0.005 未満	0.05 以下
硝酸態窒素及び亜硝酸態窒素	mg/L	2.2	10 以下	塩化物イオン	mg/L	83	200 以下
フッ素及びその化合物	mg/L	0.05 未満	0.8 以下	カルシウム、マグネシウム等(硬度)	mg/L	8	300 以下
ホウ素及びその化合物	mg/L	0.1 未満	1.0 以下	蒸発残留物	mg/L	170	500 以下
四塩化炭素	mg/L	0.0002 未満	0.002 以下	陰イオン界面活性剤	mg/L	0.02 未満	0.2 以下
1,4-ジオキサン	mg/L	0.005 未満	0.05 以下	ジェオスミン	mg/L	0.000001未満	0.00001以下
他 1,2-ジクロロエチレン	mg/L	0.001 未満	0.04 以下	2-メチルイソボルネオール	mg/L	0.000001未満	0.00001以下
ジクロロメタン	mg/L	0.001 未満	0.02 以下	非イオン界面活性剤	mg/L	0.002 未満	0.02 以下
テトラクロロエチレン	mg/L	0.001 未満	0.01 以下	フェノール類	mg/L	0.0005 未満	0.005 以下
トリクロロエチレン	mg/L	0.001 未満	0.01 以下	有機物（全有機炭素(TOC)の量）	mg/L	0.3 未満	3 以下
ベンゼン	mg/L	0.001 未満	0.01 以下	pH値	—	6.2	5.8以上8.6以下
塩素酸	mg/L	0.05 未満	0.6 以下	味	—	異常なし	異常でないこと
クロロ酢酸	mg/L	0.002 未満	0.02 以下	臭気	—	異常なし	異常でないこと
クロロホルム	mg/L	0.005	0.06 以下	色度	度	0.5 未満	5 以下
ジクロロ酢酸	mg/L	0.003	0.03 以下	濁度	度	0.1 未満	2 以下
ジブロモクロロメタン	mg/L	0.001 未満	0.1 以下			―以下余白―	
臭素酸	mg/L	0.001 未満	0.01 以下				
総トリハロメタン	mg/L	0.006	0.1 以下				

判定	上記検査項目については、水道法の水質基準に適合しています。		
備考	検査結果欄に未満と表示されている数値は定量下限値を示します。		
検査期日	2020 年 1 月 16 日　～　2020 年 1 月 27 日		
検査機関		検査責任者	
検査の方法	平成15年厚生労働省告示第261号		

「他 1,2-ジクロロエチレン」は「シス-1,2-ジクロロエチレン及びトランス-1,2-ジクロロエチレン」の総称です。

ACT 致力於友善環境，
開發無害人體與動物的商品。

水質檢驗報告書

委託人	株式會社 ACT 北海道帶廣市大通南16丁目2番地2 ACT大廈5樓				
採樣日期	2020 年 1 月 14 日 (11時00分)	承辦年月日	2020 年 1 月 16 日	種類別	電解水
採樣地點(水道名等)	ACT大廈 電解裝置				
採樣人員	[illegible] (所屬) 株式會社 ACT				
天氣狀況	前日 晴 当日 晴	採水時の温度	気温 -4.0 ℃ 水温 7 ℃		

檢查項目	單位	檢查結果	水質基準	檢查項目	單位	檢查結果	水質基準
一般細菌	CFU/mL	1	100 以下	三氯乙酸	mg/L	0.003	0.03 以下
大腸桿菌	—	未檢測出	未檢測出	溴二氯甲烷	mg/L	0.001	0.03 以下
鎘暨其化合物	mg/L	0.0003 未滿	0.003 以下	三溴甲烷	mg/L	0.001 未滿	0.09 以下
汞暨其化合物	mg/L	0.00005 未滿	0.0005 以下	甲醛	mg/L	0.008 未滿	0.08 以下
硒暨其化合物	mg/L	0.001 未滿	0.01 以下	鋅暨其化合物	mg/L	0.011	1.0 以下
鉛暨其化合物	mg/L	0.001 未滿	0.01 以下	鋁暨其化合物	mg/L	0.005 未滿	0.2 以下
砷暨其化合物	mg/L	0.001 未滿	0.01 以下	鐵暨其化合物	mg/L	0.005 未滿	0.3 以下
六價鉻暨其化合物	mg/L	0.002 未滿	0.05 以下	銅暨其化合物	mg/L	0.005 未滿	1.0 以下
硝態氮	mg/L	0.004 未滿	0.04 以下	鈉暨其化合物	mg/L	40	200 以下
氰化物及氯化氰	mg/L	0.001 未滿	0.01 以下	錳暨其化合物	mg/L	0.005 未滿	0.05 以下
銨態氮及硝態氮	mg/L	2.2	10 以下	氯化物離子	mg/L	83	200 以下
氟暨其化合物	mg/L	0.05 未滿	0.8 以下	鈣、鎂等	mg/L	8	300 以下
硼暨其化合物	mg/L	0.1 未滿	1.0 以下	蒸發殘留物	mg/L	170	500 以下
四氯化炭	mg/L	0.0002 未滿	0.002 以下	陰離子界面活性劑	mg/L	0.02 未滿	0.2 以下
1.4-二噁烷	mg/L	0.005 未滿	0.05 以下	土臭素	mg/L	0.000001未滿	0.00001以下
※ 1.2-二氯乙烯	mg/L	0.001 未滿	0.04 以下	2-甲基異莰醇	mg/L	0.000001未滿	0.00001以下
二氯乙烯	mg/L	0.001 未滿	0.02 以下	非離子界面活性劑	mg/L	0.002 未滿	0.02 以下
四氯乙烯	mg/L	0.001 未滿	0.01 以下	酚類	mg/L	0.0005 未滿	0.005 以下
三氯乙烯	mg/L	0.001 未滿	0.01 以下	有機物	mg/L	0.3 未滿	3 以下
苯	mg/L	0.001 未滿	0.01 以下	pH值	—	6.2	5.8以上 8.6以下
氯酸	mg/L	0.05 未滿	0.6 以下	味覺口感	—	無異常	非異常
一氯乙酸	mg/L	0.002 未滿	0.02 以下	臭度	—	無異常	非異常
三氯甲烷	mg/L	0.005	0.06 以下	色度	度	0.5 未滿	5 以下
二氯乙酸	mg/L	0.003	0.03 以下	濁度	度	0.1 未滿	2 以下
二溴氯甲烷	mg/L	0.001 未滿	0.1 以下			一以下余白一	
溴酸	mg/L	0.001 未滿	0.01 以下				
總三鹵甲烷	mg/L	0.006	0.1 以下				

判定	上述檢查項目適用自來水水質標準		
備註	於檢查結果一欄標示為「未達」之數值為定量下限值		
檢查期日	2020 年 1 月 16 日 ～ 2020 年 1 月 27 日		
檢查機關	[illegible]	檢查責任者	[illegible]
檢查の方法	平成15年（2003年）厚生勞動省告示第261號		

※「1,2-二氯乙烯」為「順 1,2-二氯乙烯及反 1,2-二氯乙烯」的略稱

次氯酸水生成器的種類①

◎次氯酸水生成器的種類

必須採用可當作食品添加物（殺菌劑）的「次氯酸水」專用生成器電解製成。接著來看，「次氯酸水」生成器究竟是怎樣一個裝置？

◆就結構而言，次氯酸水生成器共分三種

次氯酸水生成器種類

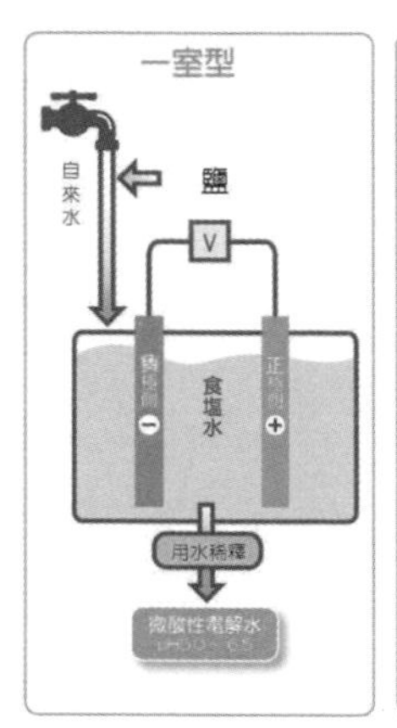

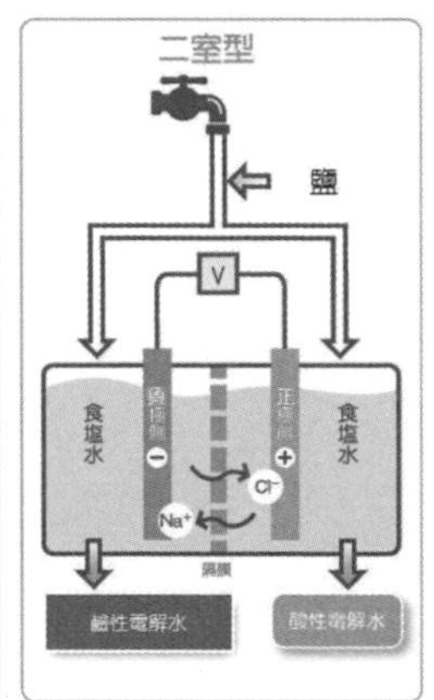

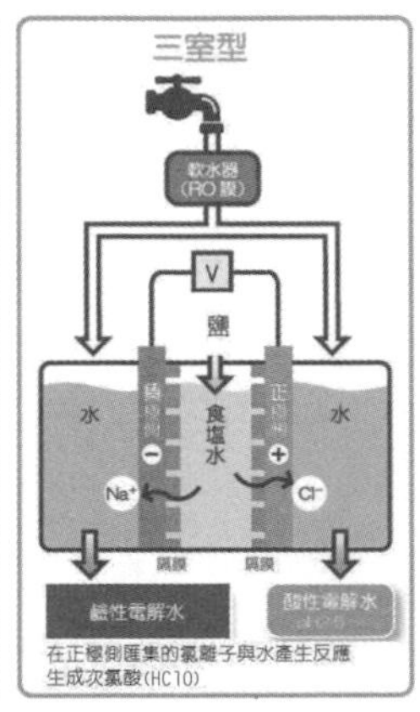

一室型：以食鹽水（NaCl 水溶液）為原料，電解加水稀釋製成次氯酸水，pH 值、含氯濃度低，適合除菌，但效果很快消失。

二室型：也是以食鹽水（NaCl 水溶液）為原料電解，pH 值、含氯濃度高，恐會產生氯氣造成環境汙染及生鏽問題。ACT 的次氯酸水透過三室型生成器「CLEAN · FINE」所生成。

三室型：水與食鹽水（NaCl 水溶液）分開電解，食鹽含量極少，幾乎無雜質，強效除菌，不會產生氯氣不用擔心會生鏽，特徵是雜質少可長期保存。

> 不耐紫外線與刺激
>
> 「次氯酸水」照射紫外線受到刺激，效果變差會還原為水，務必要放在陰涼處保存，並且遵守產品標示的注意事項妥善保存。如此一來，就能長時間保存了。

次氯酸生成器的種類②

◆三室型「次氯酸水」安全且有效

三室型生成器製造的「次氯酸水」食鹽含量極少，幾乎不含雜質，可長期保存。

如圖 1 所示，含氯化鈉的生成器製造出的次氯酸水，過 30 天後有效含氯濃度就沒了，特別是一室型生成的次氯酸水，生成時有效濃度本身就偏低且無法持久，數小時後就失去效果。經實驗證明，三室型生成的次氯酸水，即便經過 30 天，有效含氯濃度只降 8%。

圖 1 次氯酸水有效含氯濃度變化比率

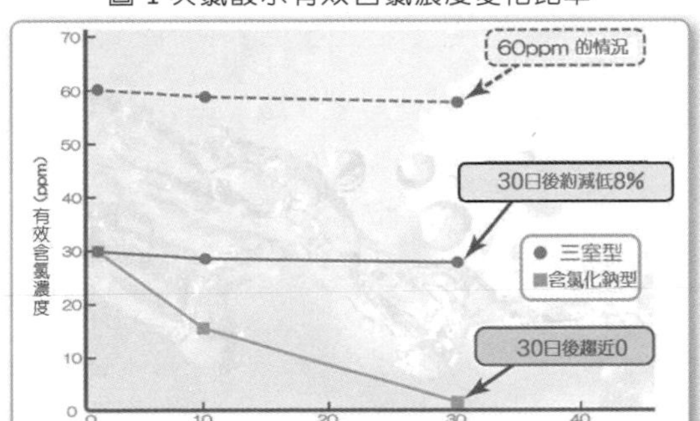

次氯酸水的除菌根據為次氯酸，就存在比例來看，三室型遠勝一室型與二室型。若將這個存在比例換算成「氯」，即便數值偏高，但因本身鹽分濃度趨近於零，所以不會產生氯氣。

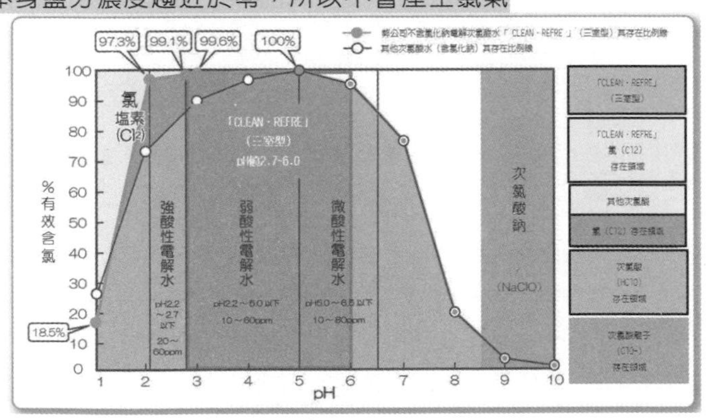

次氯酸水的效果①

◎「CLEAN · REFRE」的效果

為使大家可安心使用，ACT 與各大學及研究機構合作，針對「CLEAN · REFRE」進行各項實驗測試其效果。

◆除菌測試結果

如表 1 ，經實驗證明，不含氯化鈉次氯酸水可有效對付各種病菌。

表 1 次氯酸水的除菌測試效果

分類	病菌	效果
革蘭氏陽性菌	金黃葡萄球菌	◎
	MRSA 超級細菌	◎
	仙人掌桿菌	○
	結核桿菌	○
革蘭氏陰性菌	沙門氏菌	◎
	腸炎弧菌	◎
	腸道出血性大腸桿菌	◎
	曲狀桿菌	◎
	綠膿桿菌	◎
	其他革蘭氏陰性菌	◎
病毒	諾羅病毒	◎
	流感病毒	◎
	疱疹病毒	◎
真菌	念珠球菌	◎
	青黴菌	○
	黑黴菌	○

分類	病菌	效果
經ACT測試完畢	紅色毛癬菌	○
	黑麴菌	○
	抗藥性菌類	◎
	A型流感病毒	◎
	肝病毒科	◎
	貓卡里西病毒	◎
	芽孢桿菌屬（枯草菌）	○
	B型牛鼻炎病毒（BRBV）	◎
	牛腺病毒7型（BAdBh7）	◎
	李斯特菌	◎

分類	病菌	效果
經ACT測試完畢	豬瘟（CSF）（舊稱豬霍亂）	◎
	非洲豬瘟（ASF）（舊稱非洲豬霍亂）	◎
	禽分枝桿菌亞種副結核菌	◎
	黃桿菌屬	◎
	豬流行性下痢（PED）	◎
	口蹄疫病毒（微小核糖核酸病毒科）	◎
	N5N1 亞型高病原性禽流感	◎
	N9N2 低病原性禽流感	◎
	新冠肺炎病毒 (SARS-CoV2)	◎

※節錄自各篇論文　※由ACT委託測試機構所做測試其結果　◎10秒內效果　○：3-5分內效果　（◎）：測試中

實際針對諾羅病毒的類似菌，也就是貓卡里西病毒進行菌體減少測試（圖 1），測試結果為次氯酸鈉（NaClO）低於 1000ppm，證明次氯酸水即使在 20ppm 及 40ppm 的狀況下也可除菌。

圖 1 諾羅病毒（貓卡里西病毒）的感染價減少測試

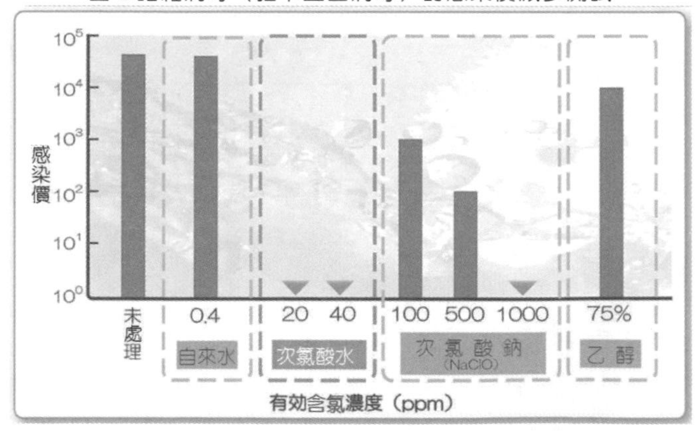

次氯酸水的效果②

◆與大學合作

ACT 為專業農業設施製造商，針對運用在農業領域的不含氯化鈉電解次氯酸水「CLEAN・REFRE」，與大學合作進行各項實驗，並發表研究結果。

口蹄疫病毒

口蹄疫為為急性、熱性傳染病，經「家畜傳染病預防法」指定為法定傳染病，牛豬羊等偶蹄獸感染機率高，一旦確認感染必須撲殺，以防擴大傳染。敝公司與帶廣畜產大學合作，進行口蹄疫除菌效果測試，並發表實驗結果。

病毒液與各檢測樣本為 1：9（10 倍稀釋），混合靜待 2 分鐘與 10 分鐘，測量病毒力價。對照組用自來水。

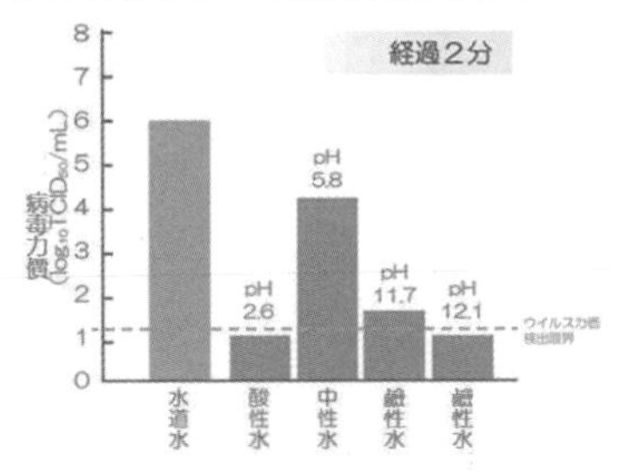

檢測樣本	pH	不活化率
酸性水	2.6	99.99% 以上
中性水	5.8	99% 以上
鹼性水	11.7	99.99% 以上
鹼性水	12.1	99.99% 以上

檢測樣本	pH	不活化率
酸性水	2.6	99.99% 以上
中性水	5.8	99.99% 以上
鹼性水	11.7	99.99% 以上
鹼性水	12.1	99.99% 以上

2017.1.4 The Journal of Veterinary Medical Science

禽流感

禽流感（H5N1）好發於鳥類的傳染病，跟上述口蹄疫一樣，都是法定傳染病，一旦確認感染必須撲殺。敝公司與帶廣畜產大學合作，進行禽流感除菌效果測試，並發表實驗結果。

經實驗證明，pH 值低於 2.6 的酸性水，pH 值高於 11.7 的鹼性水，皆可強效除菌。

檢測樣本 CLEAN・REFRE	pH	經過時間與功效	
		2分	10分
酸性水	2.6	◎	◎
中性水	5.8	○	○
鹼性水	11.2	×	×
鹼性水	11.7	◎	◎
鹼性水	12.1	◎	◎
自來水（對照）	7.5～7.7	×	×

次氯酸水的效果③

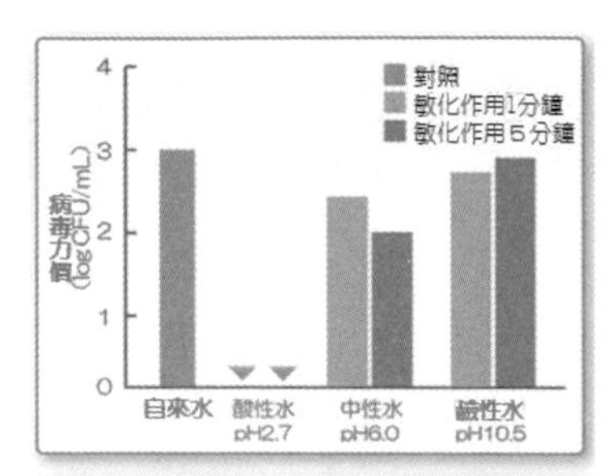

禽分枝桿菌亞種副結核

禽分枝桿菌亞種副結核菌，同為「家畜傳染病預防法」所指定的法定傳染病，慢性下痢好發於牛隻、綿羊、山羊等，也會引發乳牛乳汁量偏低。為法定傳染病中最頻繁發生的傳染病，容易造成經濟損失，定期檢查與徹底消毒才能有效防範。

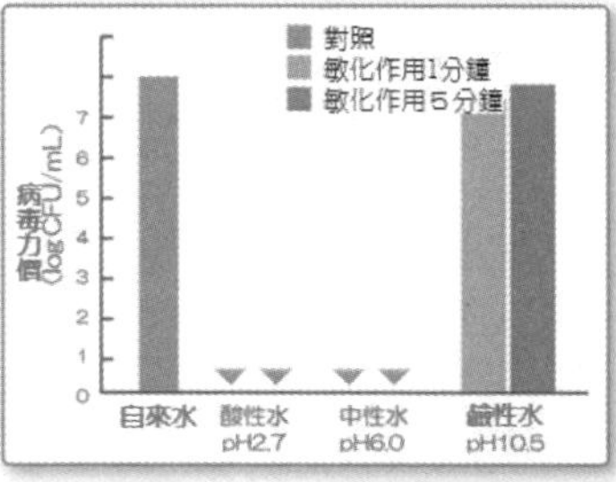

沙門氏菌

沙門氏菌會傳染給多種動物，引發下痢及敗血症，導致動物死亡，造成經濟損失。依「家畜傳染病預防法」規定，特定種類的沙門氏菌應通報相關單位，定期檢查與徹底消毒才能有效防範。

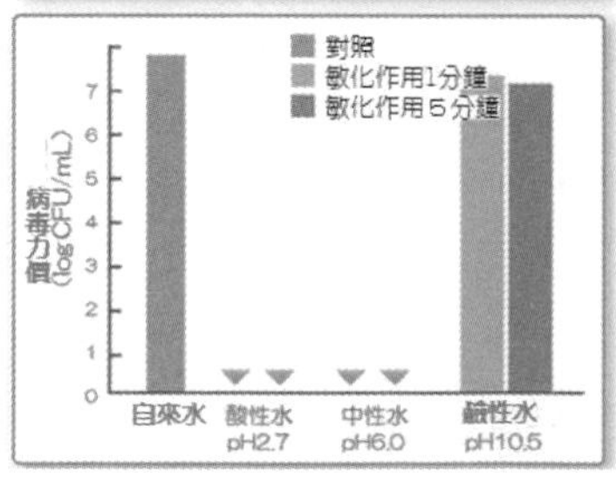

肺炎黴漿菌

肺炎黴漿菌業已廣為人知，會傳染給許多動物包括人類，牛羊豬等，感染病毒會引發中耳炎、肺炎及乳房炎。經實驗證明，確認該病毒具抗藥性，一旦感染不易治療。

敝公司與大學及研究機構合作，全面針對各類家畜傳染病，進行相關除菌測試，經實驗證明，相較其他廠牌的次氯酸水，「CLEAN．REFRE」安全無虞且能強效除菌。想讓更多人知道不含氯化鈉電解次氯酸水「CLEAN．REFRE」的好處，協助農民及酪農有效防範各類家畜疫病，一同打造富裕安康的美好生活。

次氯酸水的效果④

新冠肺炎病毒

ACT 有感於新冠肺炎肆虐全球，病毒一流行起來，馬上採取行動，針對該病毒（SARS－CoV2）進行除菌測試，正式對外發表結果。

在帶廣畜產大學的協助下

「CLEAN・REFRE」可在對時間內

強效對付新冠肺炎病毒使其不活化

且已發表國際性論文

「CLEAN・REFRE」的不活性化活性評估

混合病毒液與「CLEAN・REFRE」為 1：9（10 倍稀釋），靜待 1 分鐘反應後測量病毒力價。（對照組使用無菌蒸餾水）

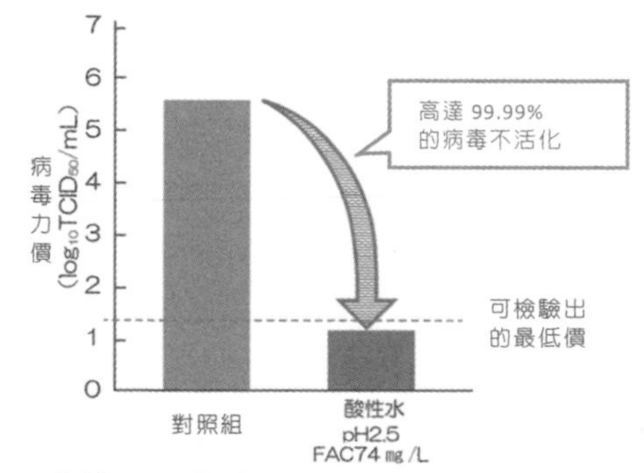

1 分鐘的反應時間下

可使新冠肺炎病毒高達 99.99%失去活性

殘存病毒量低於可檢測出的最低値

2020.5　帶廣畜產大學測試結果

2020.7　Biochemical and Biophysical Research Communications 刊載

針對新冠肺炎的除菌，外界議論紛紛，各項發表充斥市面，不管怎樣始終是安全第一，絕對不能危害人體及動物，上頁也有提到，掛名次氯酸水的商品多不計其數，經實驗證明，強效除菌兼顧安全性，唯有不含氯化鈉電解次氯酸水「CLEAN・REFRE」。

次氯酸水的效果⑤

◆敝公司針對除菌效果自行實驗

ACT 公司自己有綜合研究所，除不含氯化鈉電解次氯酸水外，致力研發各項商品。經綜合研究所進行實驗，測試不含氯化鈉電解次氯酸水「CLEAN · REFRE」的除菌效果。

大腸桿菌除菌測試

使大腸桿菌中接觸各種電解水和蒸餾水，恆溫裝置溫度設定為 35℃，經過 24 小時培養，強酸水與中性水皆低於檢測低標，經實驗證明具強效除菌效果。

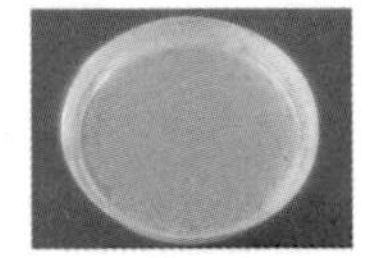

蒸餾水
(電解水未處理)
菌群數 無數

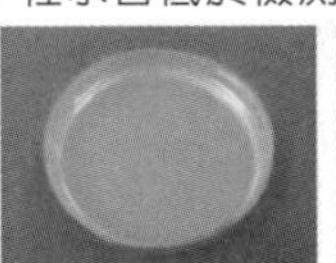

強酸性電解水
pH2.7
菌群數 0

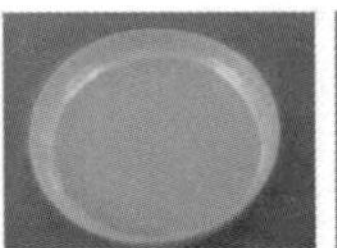

中性電解水
Ph7.0
菌群數 0

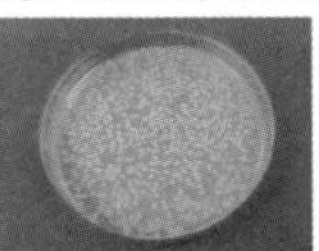

強鹼電解水
pH11.4
菌群數 無數

鞋底除菌測試

透過自動洗淨系統直接給予「CLEAN · REFRE」，調查洗淨前後菌體殘留情況，恆溫裝置溫度設定為 35℃，經過 72 小時培養，證實洗淨後的鞋子底部幾乎無菌體殘留。

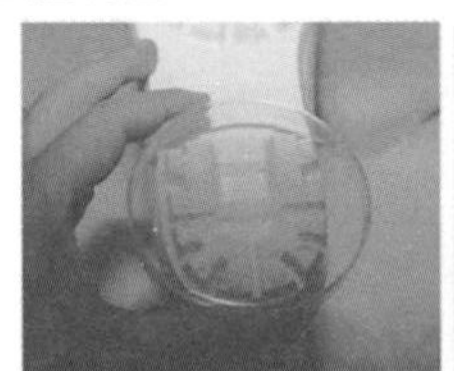

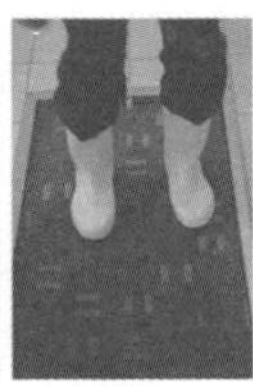

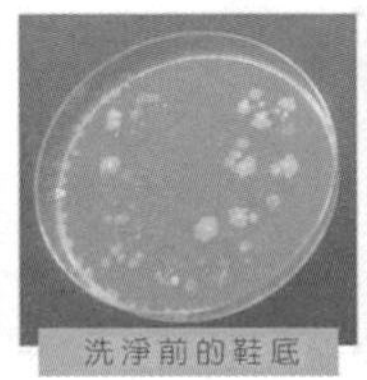

洗淨前的鞋底

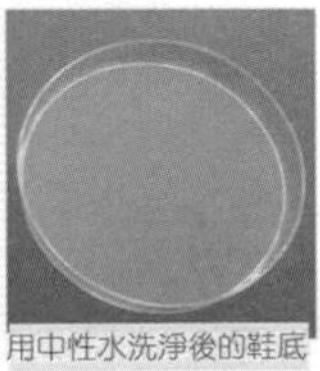

用中性水洗淨後的鞋底

洗手除菌測試

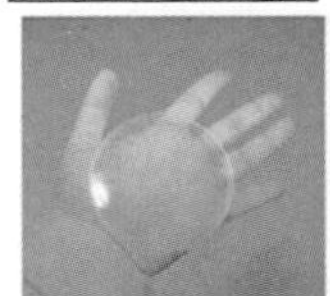

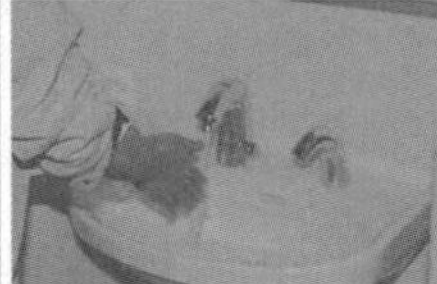

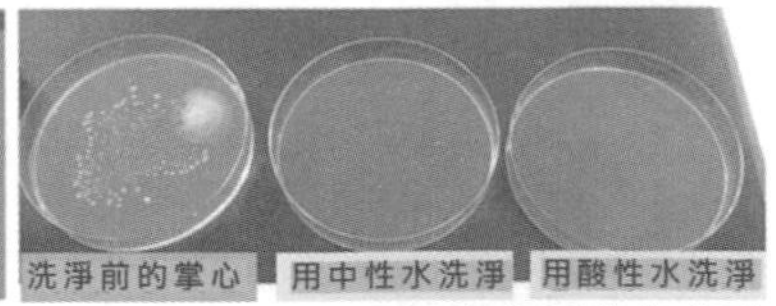

洗淨前的掌心　用中性水洗淨　用酸性水洗淨

跟鞋底除菌一樣，在洗手台直接給予「CLEAN · REFRE」，調查洗淨前後菌體殘留情況，恆溫裝置溫度設定為 35℃，經過 72 小時培養，證實洗淨後的掌心幾乎無菌體殘留。

次氯酸水的效果⑥

空間除菌測試

擺設加濕器「CLEAN · REFRE」（中性）用微生物採集器採集啓動前與啓動後的室內空氣，各自吸取 3 分鐘以便取樣用恆溫裝置培養 72 小時（溫度設為 37℃）

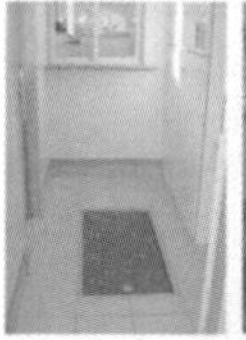
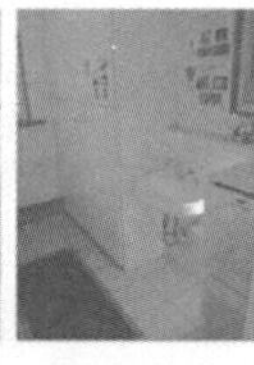

經實驗證明,啓動加濕器 1 分鐘後,空氣中未殘留浮游菌

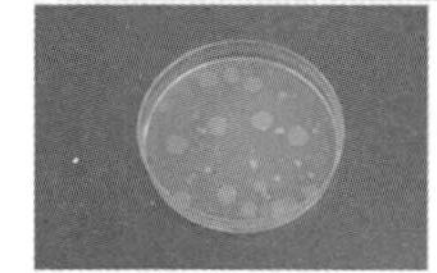

啓動加濕器前
氣溫 25℃ 濕度 28%

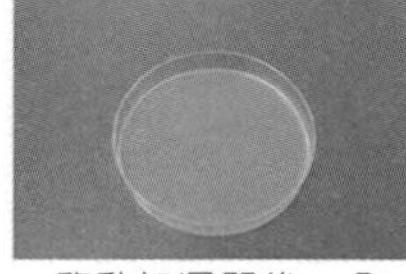

啓動加濕器後 1 分
氣溫 24℃ 濕度 85%

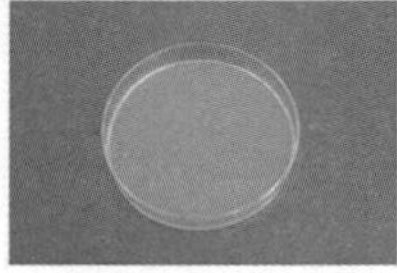

啓動加濕器後 2 分
氣溫 24℃ 濕度 85%

衣服除菌測試

同時進行空間除菌測試，擺設加濕器「CLEAN · REFRE」（中性）用微生物採集器採集附著於衣服的菌體，啓動前與啓動後 30 分鐘，用恆溫裝置培養 72 小時（溫度設為 37℃）

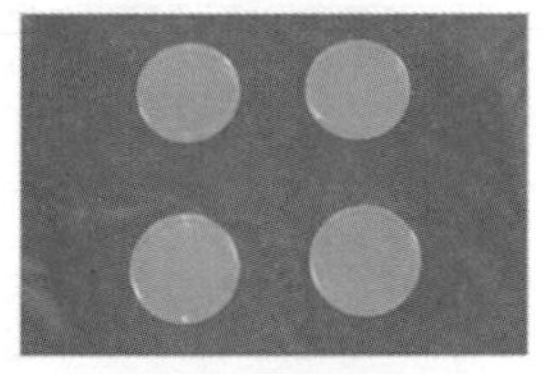

啓動加濕器 1 分鐘後，確認有數個菌群，2 分鐘後無菌體殘留

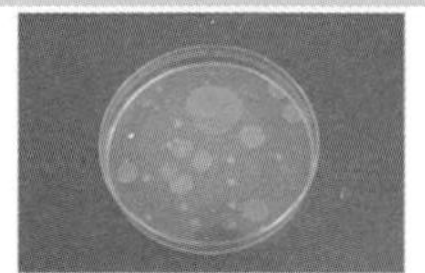

啓動加濕器前
氣溫 25℃ 濕度 28%

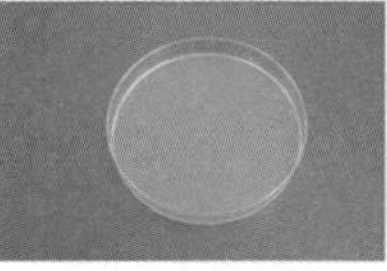

啓動加濕器後 1 分
氣溫 24℃ 濕度 85%

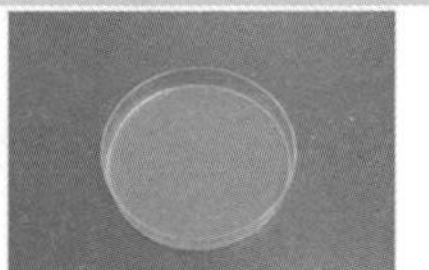

啓動加濕器後 2 分
氣溫 24℃ 濕度 85%

實驗證明「CLEAN · REFRE」空間除菌確實有效，不光是酸性水，中性水也可有效除菌。如同前頁所介紹「CLEAN · REFRE」的中性水符合自來水水質標準，持續使用可有效除菌且不會危害人體。

不含氯化鈉的次氯酸水其急性經口毒性測試結果

證明進入體内為安全

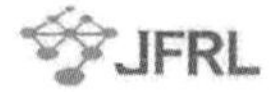

第 20064473001-0101 号　page 2/5

雌ラットを用いる急性経口毒性試験

要　約

電解無塩型 次亜塩素酸水（クリーン・リフレ）を検体として，雌ラットを用いる急性経口毒性試験(限度試験)を行った。

2000 mg/kgの用量の検体を雌ラットに単回経口投与し，14日間観察を行った。その結果，観察期間中に異常及び死亡例は認められなかった。

以上のことから，ラットを用いる単回経口投与において，検体のLD50値は，雌では2000 mg/kgを超えるものと評価された。

一般財団法人
日本食品分析センター

不含氯化鈉的次氯酸水其急性經口毒性測試結果

證明進入體內為安全

用白老鼠（雌）所做急性經口毒性測試

概要
以不含氯化鈉電解次氯酸水「CLEAN · REFRE」為檢體，用白老鼠（雌）做急性經口毒性測試（限度測試）。
針對白老鼠（雌）經口單次投予 2000mg/kg 用量的檢體，觀察 14 天後，未發現有任何異常或死亡案例。
基於此，評估本測試中檢體的 LD50 值超過 2000mg/kg。

※一般社團法人日本食品分析中心所做調查

「CLEAN・REFRE」的病毒不活化測試結果①

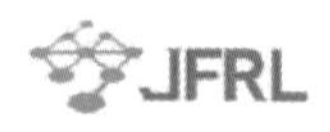

第 20066901001-0101 号 page 1/4
2020 年 12 月 08 日

試 験 報 告 書

依 頼 者　　株式会社　フタバ化学

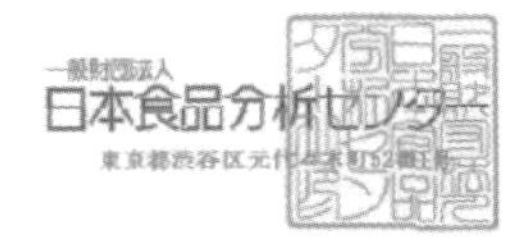

検　　体　　クリーンリフレ(製造日20200928)

表　　題　　ウイルス不活化試験

2020 年 08 月 27 日当センターに提出された上記検体について試験した結果をご報告いたします。

一般財団法人
日本食品分析センター

「CLEAN・REFRE」的病毒不活化測試結果①

測試報告

委託人　　株式會社　二葉化學

檢體　　　「CLEAN・REFRE」（製造日期 20200928）

標題　　　病毒不活化測試

2020 年 08 月 27 日向本中心提出上述檢體，報告其測試結果

一般社團法人　日本食品分析中心

※株式會社雙葉化學為「CLEAN・REFRE」的製造工廠
為株式會社 ACT（「CLEAN・REFRE」總公司）／株式會社武藏野（聯合總部）認可之企業。

「CLEAN・REFRE」的病毒不活化測試結果②

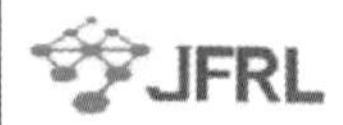

第 20065901001-0101 号　page 2/4

ウイルス不活化試験

1 依頼者
　株式会社　フタバ化学

2 検　　体
　クリーンリフレ(製造日20200928)

3 試験概要
　検体又は検体を用いて調製した試料液にネコカリシウイルス，アデノウイルス，ヒトヘルペスウイルス又はインフルエンザウイルスのウイルス液を添加，混合し(以下「作用液」という。)，所定時間後に作用液中のウイルス感染価を測定した。また，あらかじめ予備試験を行い，ウイルス感染価の測定方法について検討した。
　なお，ネコカリシウイルスは，細胞培養が困難なノロウイルスの代替ウイルスとして広く使用されている。

4 試験結果
1) 予備試験(中和条件の確認)
　細胞維持培地で作用液を希釈することにより，検体の影響を受けずにウイルス感染価が測定できることを確認した。

2) ウイルス感染価の測定
　結果を表-1に示した。また，使用細胞及び培地を表-2，試験条件を表-3に示した。

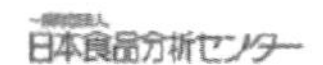

「CLEAN・REFRE」的病毒不活化測試結果②

病毒不活化測試

1 委託人
株式會社　二葉化學

2 檢體
「CLEAN・REFRE」（製造日期 20200928）

3 測試概要
在檢體或用檢體調製的測試液中，添加貓卡里西病毒、腺病毒、人體疱疹病毒或流感病毒的病毒液後混合（以下簡稱「作用液」），經一定時間後測試作用液中的病毒感染價，並事先做預備測試，評估測量病毒感染價的方法。
此外，因諾羅病毒不易培養細胞，一般多用貓卡里西病毒代替之。

4 測試結果
1）預備測試（確認中和條件）
透過維持細胞培養皿稀釋作用液，確認在未受檢體影響之情況下，可測得病毒感染價

2）病毒感染價的測定
結果如表-1 所示
使用細胞及培養皿如表-2 所示
測試條件如表-3 所示

「CLEAN・REFRE」的病毒不活化測試結果③

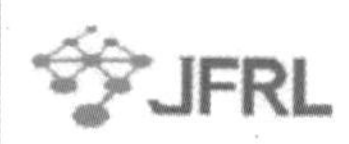

第 20065901001-0101 号 page 3/4

表-1 作用液のウイルス感染価測定結果

試験ウイルス	対象	希釈	log TCID$_{50}$/mL			
			開始時	1分後	5分後	15分後
ネコカリシウイルス*	検体	—	—	<1.5	<1.5	<1.5
		3倍	—	<1.5	<1.5	<1.5
	対照(精製水)	—	6.7	—	—	6.3
アデノウイルス	検体	—	—	<1.5	<1.5	<1.5
		3倍	—	<1.5	<1.5	<1.5
	対照(精製水)	—	6.5	—	—	5.7
ヒトヘルペスウイルス	検体	—	—	<1.5	<1.5	<1.5
		3倍	—	<1.5	<1.5	<1.5
	対照(精製水)	—	3.7	—	—	3.5
インフルエンザウイルス	検体	—	—	<1.5	<1.5	<1.5
		3倍	—	<1.5	<1.5	<1.5
	対照(精製水)	—	6.5	—	—	6.3

TCID$_{50}$：median tissue culture infectious dose, 50 %組織培養感染量

作用温度：室温

ウイルス液：培養液を精製水で10倍に希釈

<1.5：検出せず

試験実施日：2020年10月16日(ネコカリシウイルス，ヒトヘルペスウイルス及びインフルエンザウイルス)及び2020年10月22日(アデノウイルス)

* ノロウイルスの代替ウイルス

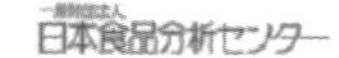

「CLEAN・REFRE」的病毒不活化測試結果③

表-1 作用液的病毒感染價測試結果

測試病毒	對象	稀釋	Log TCID$_{50}$/mL			
			開始時	1 分後	5 分後	15 分後
貓卡里西病毒	檢體	—	—	<1.5	<1.5	<1.5
		3 倍	—	<1.5	<1.5	<1.5
	對照(純水)	—	6.7	—	—	6.3
腺病毒	檢體	—	—	<1.5	<1.5	<1.5
		3 倍	—	<1.5	<1.5	<1.5
	對照(純水)	—	6.5	—	—	5.7
人類庖疹病毒	檢體	—	—	<1.5	<1.5	<1.5
		3 倍	—	<1.5	<1.5	<1.5
	對照(純水)	—	3.7	—	—	3.5
流感病毒	檢體	—	—	<1.5	<1.5	<1.5
		3 倍	—	<1.5	<1.5	<1.5
	對照(純水)	—	6.5	—	—	6.3

TCID$_{50}$/mL：median tissue culture infectious does,50%組織培養感染量

作用溫度：室溫

病毒液：用純水將培養液稀釋 10 倍

<1.5：未檢驗出

測試日期：

2020 年 10 月 16 日（貓卡里西病毒、人體疱疹病毒及流感病毒）

2020 年 10 月 22 日（腺病毒）

*諾羅病毒的替代病毒

「CLEAN・REFRE」的病毒不活化測試結果④

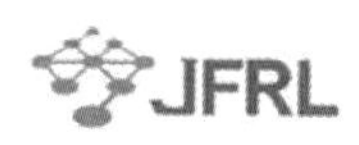

第 20065901001-0101 号　page 4/4

表-2　使用細胞及び培地

使用細胞	ネコカリシウイルス：CRFK細胞[大日本製薬株式会社] アデノウイルス及びヒトヘルペスウイルス： HEp-2細胞 HEp-2 03-108[大日本製薬株式会社] インフルエンザウイルス：MDCK(NBL-2)細胞 JCRB 9029株
細胞増殖培地	10 %牛胎仔血清加イーグルMEM培地「ニッスイ」①[日水製薬株式会社]
細胞維持培地	ネコカリシウイルス，アデノウイルス及びヒトヘルペスウイルス： 2 %牛胎仔血清加イーグルMEM培地「ニッスイ」① インフルエンザウイルス： イーグルMEM培地「ニッスイ」①　1000 mL 10 %$NaHCO_3$　14 mL L-グルタミン(30 g/L)　9.8 mL 100×MEM用ビタミン液　30 mL 10 %アルブミン　20 mL 0.25 %トリプシン　20 mL

表-3　試験条件

試験ウイルス	*Feline calicivirus* F-9 ATCC VR-782(ネコカリシウイルス) *Human adenovirus* 5 adenoid 75 ATCC VR-5(アデノウイルス) *Human herpesvirus* 1 KOS ATCC VR-1493(ヒトヘルペスウイルス) *Influenza A virus* (H1N1) A/PR/8/34 ATCC VR-1469 (インフルエンザウイルス)
ウイルス液	細胞培養後のウイルス培養液を遠心分離して得られた上澄み液を精製水で10倍希釈
試料液	検体を精製水で3倍希釈
作用液	検体又は試料液1 mLにウイルス液0.1 mLを添加
作用条件	1分，5分，15分(室温)
中和条件	細胞維持培地で10倍希釈
対照	精製水
感染価測定方法	$TCID_{50}$法

一般財団法人
日本食品分析センター

「CLEAN・REFRE」的病毒不活化測試結果④

表-2 使用細胞及培養皿

使用細胞	貓卡里西病毒：CRFK 細胞[大日本製藥株式會社] 腺病毒及人體疱疹病毒：Hep-2 細胞 Hep-2 03-108 [大日本製藥株式會社] 流感病毒：MDCK(NBL-2)細胞 JCRB 9029 株
繁殖殖細胞培養皿	10%牛胎仔血清加 Eagle MEM 培養皿（日水）[日水製藥株式會社]
維持細胞培養皿	貓卡里西病毒、腺病毒及人體疱疹病毒： 2%牛胎仔血清加 Eagle MEM 培養皿（日水） 流感病毒： Eagle MEM 培養皿（日水） 1000mL 10%NaHCO3 14mL 麩醯胺酸 9.8mL 100XMEM 用維他命液 30mL 10%白蛋白 20 mL 0.25%胰蛋白酶 20 mL

表-3 測試條件

測試病毒	Feline Calicivirus F-9 ATCC VR-782 貓卡里西病毒 Human adenovirus 5 adenoid 75 ACTT VR-5 腺病毒 Human herpesvirus 1 KOS ATCC VR-1493 人體庖疹病毒 Influenza A virus (H1N1) A/PR/8/34 ACTT VR-1469 流感病毒
病毒液	將細胞培養後的病毒培養液遠心分離所得上澄液用純水稀釋 10 倍
樣本液	用純水將檢體稀釋 3 倍
作用液	在檢體或樣本液 1ml 中加入 0.1ml 的病毒液
作用條件	1 分、5 分、15 分 室溫
中和條件	用細胞培養皿 10 倍稀釋
對照	純水
	TCID50 法

BBRC 期刊所刊載論文（部分節錄）
「CLEAN・REFRE」對付新冠肺炎病毒的效果①

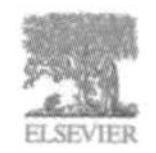

Biochemical and Biophysical Research Communications
Volume 530, Issue 1, 10 September 2020, Pages 1-3

Acidic electrolyzed water potently inactivates SARS-CoV-2 depending on the amount of free available chlorine contacting with the virus

Yohei Takeda [a], Hiroshi Uchiumi [b], Sachiko Matsuda [c], Haruko Ogawa [c]

[a] Research Center for Global Agromedicine, Obihiro University of Agriculture and Veterinary Medicine, 2-11 Inada, Obihiro, Hokkaido, 080-8555, Japan
[b] ACT Corporation, 16 Chome 2-2, Odori, Obihiro, Hokkaido, 00-0010, Japan
[c] Department of Veterinary Medicine, Obihiro University of Agriculture and Veterinary Medicine, 2-11 Inada, Obihiro, Hokkaido, 080-8555, Japan

Received 8 July 2020, Accepted 8 July 2020, Available online 14 July 2020.

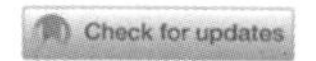

Show less

+ Add to Mendeley Share Cite

https://doi.org/10.1016/j.bbrc.2020.07.029 Get rights and content

Highlights

- Acidic electrolyzed water (EW) shows virucidal activity against SARS-CoV-2.
- Virucidal activity of acidic EW depends on free available chlorine (FAC).
- Acidic solution without FAC does not inactivate SARS-CoV-2 in a 1-min reaction.
- Large amounts of FAC are required to inactivate virus containing many proteins.

BBRC 期刊所刊載論文（部分節錄）「CLEAN・REFRE」對付新冠肺炎病毒的效果②

Abstract

Alcohol-based disinfectant shortage is a serious concern in the severe acute respiratory syndrome coronavirus 2 (SARS-CoV-2) pandemic. Acidic electrolyzed water (EW) with a high concentration of free available chlorine (FAC) shows strong antimicrobial activity against bacteria, fungi, and viruses. Here, we assessed the SARS-CoV-2-inactivating efficacy of acidic EW for use as an alternative disinfectant. The quick virucidal effect of acidic EW depended on the concentrations of contained-FAC. The effect completely disappeared in acidic EW in which FAC was lost owing to long-time storage after generation. In addition, the virucidal activity increased proportionately with the volume of acidic EW mixed with the virus solution when the FAC concentration in EW was same. These findings suggest that the virucidal activity of acidic EW against SARS-CoV-2 depends on the amount of FAC contacting the virus.

Get Access

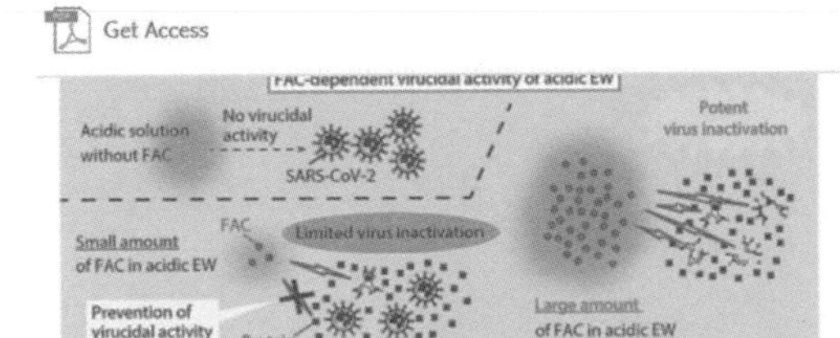

Download : Download high-res image (438KB)
Download : Download full-size image

論文全文

結論

提早一步發現，以謀解決社會課題。

ACT的使命即是——

從琳瑯滿目的市販商品中脫穎而出，將經科學實證確保除菌效果及安全性的商品送到客戶手中。

ACT的「CLEAN・REFRE」（無鹽型電解次氯酸水）為兼顧「安全性」與「有效性」的除菌水，實現魚與熊掌兼得。

「CLEAN・REFRE」為優質次氯酸水，具備以下特色與特徵：

・三室型電解生成
・經厚生勞働省認可之食品添加物
・入嘴亦無害

・可噴灑於空氣中

就我個人以為仍未臻完美，仍要精益求精更上一層樓。

「CLEAN・REFRE」的可能性

・開發居家適用生成器「家庭用小型 CLEAN・FINE」

「CLEAN・FINE」是生成「CLEAN・REFRE」的裝置。

目標：將「CLEAN・FINE」微型化，方便居家製造「CLEAN・REFRE」。

・開發「大型 CLEAN・FINE」，方便大型設施做空間除菌

目標：將「CLEAN・FINE」大型化，生成量增加10倍、20倍、50倍，便可應用在「大規模且聚集大量人潮的設施」有效除菌，如機場及轉運站等。

・投入食品工廠等生產第一線

二室型的次氯酸水可噴灑於空氣中，但生成器存有生鏽等問題。

三室型的次氯酸水為「無鹽」，可針對機械及工作服進行除菌。

舉例來說，如果有個裝置扭開水龍頭就能流出「CLEAN・REFRE」，這樣工廠就能全面除菌。

・「CLEAN・REFRE」進軍海外

新興市場開發中國家經濟急速成長，工廠廢水及民生用水排放，造成水汙染嚴重破壞生態環境，ACT的水處理技術則可助一臂之力，用來解決這項環保課題。

多數海外客戶引進ACT的水處理技術與「CLEAN・REFRE」，我們正在計畫，日後將正式進軍海外。

ACT日後將發揮以下三大力量：

・「敏銳感受客戶需求的洞察力」
・「解決客戶需求的發想力」
・「因應客戶需求化爲具體的技術力」

爲這個世界打造守護「農業（=食=性命）」的商品。

作爲異端存在，我會繼續挑戰打破業界常規，無論遭遇多大困難，都不會放棄。

不驕矜恣縱、不同流合汙
不怨嘆、不懷恨、不嫉妒、不抱怨
不疾不徐、不慌不忙
秉持信念與自傲，致力投入工作，開創康莊大道
——我如是深信著。

人們的健康需求與日俱增，守護地球用心做環保，今後我亦將位居先鋒打頭陣，以謀解決社會課題，走筆至此，請容我在此表達感謝之情。

首先，要感謝大家使用敝公司的產品！

再來，要感謝各大機構單位的合作夥伴，鼎力相助致力投入研發，並感謝 HIC 診所的平畑徹幸院長，撥允特爲本書立序推薦，承蒙株式會社武藏野小山昇董事長給予指導多方關照，感謝員工一路走來給予支持以及我親愛的家人，因爲有你們及諸位的背後支持，得以順利完成本書，再次感謝大家！

株式會社 ACT 董事長　內海　洋

已出版且大獲好評！

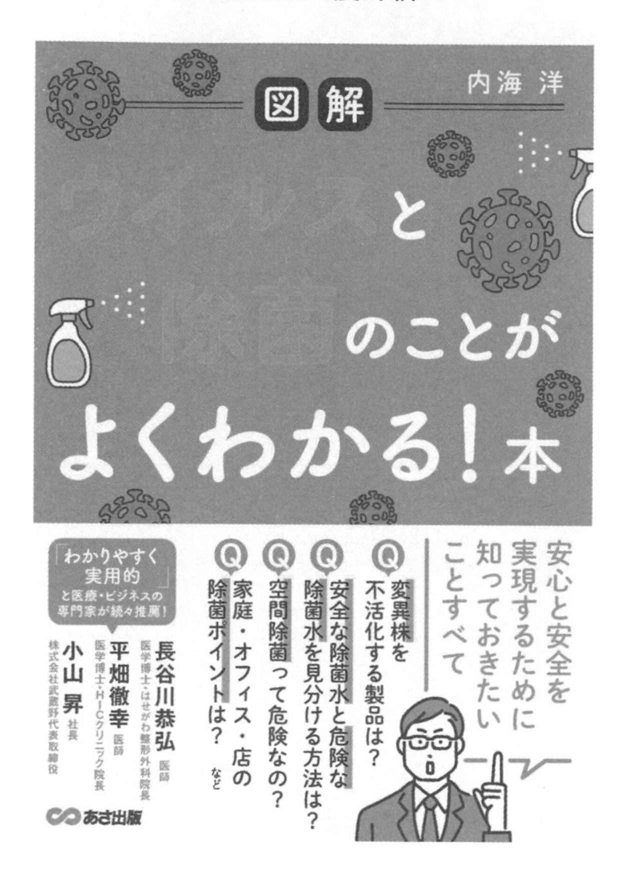

圖解　細說病毒與除菌一書（中文版）

株式會社 ACT（日商亞淨透股份有限公司）董事長
內海　洋　著

國家圖書館出版品預行編目資料

魚與熊掌兼得　打造「CLEAN・REFRE」：兼顧「安全」與「除菌」／內海　洋著.
--初版.--臺中市：白象文化事業有限公司，2023.3
面；　公分
ISBN 978-626-7253-30-4(平裝)
1.CST：消毒 2.CST：消毒劑
412.48　　111021493

魚與熊掌兼得　打造「CLEAN・REFRE」
兼顧「安全」與「除菌」

作　　者　內海　洋
發 行 人　張輝潭
出版發行　白象文化事業有限公司
412台中市大里區科技路1號8樓之2（台中軟體園區）
出版專線：（04）2496-5995　傳真：（04）2496-9901
401台中市東區和平街228巷44號（經銷部）
購書專線：（04）2220-8589　傳真：（04）2220-8505
專案主編　陳婕婷
出版編印　林榮威、陳逸儒、黃麗穎、水邊、陳婕婷、李婕
設計創意　張禮南、何佳諠
經紀企劃　張輝潭、徐錦淳、廖書湘
經銷推廣　李莉吟、莊博亞、劉育姍、林政泓
行銷宣傳　黃姿虹、沈若瑜
營運管理　林金郎、曾千熏
印　　刷　基盛印刷工廠
初版一刷　2023年3月
定　　價　300元